PARE DE ENGOLIR MITOS

SOPHIE DERAM, Ph.D.

PARE DE ENGOLIR MITOS

Como as novas descobertas
da nutrição podem nos
orientar em meio a modismos,
desinformação e pseudociência

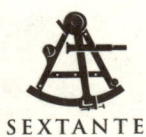

Copyright © 2024 por Sophie Deram

Todos os direitos reservados. Nenhuma parte deste livro pode ser utilizada ou reproduzida sob quaisquer meios existentes sem autorização por escrito dos editores.

edição: Nana Vaz de Castro
edição de texto: Marcia Di Domenico
coordenação editorial: Taís Monteiro
produção editorial: Guilherme Bernardo
preparo de originais: Rafaella Lemos
revisão: Ana Grillo e Juliana Souza
diagramação: Guilherme Lima e Natali Nabekura
indexação: Gabriella Russano
capa: Natali Nabekura
imagem de capa: t_kimura / iStock
impressão e acabamento: Pancrom Indústria Gráfica Ltda.

CIP-BRASIL. CATALOGAÇÃO NA PUBLICAÇÃO
SINDICATO NACIONAL DOS EDITORES DE LIVROS, RJ

D472p

Deram, Sophie
Pare de engolir mitos / Sophie Deram. - 1. ed. - Rio de Janeiro : Sextante, 2024.
256 p. ; 23 cm.

Inclui índice
ISBN 978-65-5564-840-9

1. Hábitos alimentares. 2. Hábitos de saúde. 3. Mudança de atitude. 4. Bem-estar. I. Título.

24-88893   CDD: 613.2
           CDU: 613.2

Gabriela Faray Ferreira Lopes - Bibliotecária - CRB-7/6643

Todos os direitos reservados, no Brasil, por
GMT Editores Ltda.
Rua Voluntários da Pátria, 45 – 14º andar – Botafogo
22270-000 – Rio de Janeiro – RJ
Tel.: (21) 2538-4100
E-mail: atendimento@sextante.com.br
www.sextante.com.br

Para meus netos, Adeline e Arthur, e para o pequeno
ou pequena que ainda está no forno.

Para uma geração do futuro, em paz com a comida e o corpo,
longe do terrorismo nutricional e da ditadura das dietas.

Sumário

Introdução Esqueça tudo que você sabe sobre nutrição **11**

Uma crise global **13**

A ilusão da "saúde perfeita" e o terrorismo nutricional **17**

O mercado da "saúde" e o excesso de informações **20**

Saúde, magreza e beleza **25**

PARTE 1 O GRANDE MITO DA SAÚDE: OS PROFISSIONAIS DA SAÚDE SABEM MAIS SOBRE O SEU CORPO DO QUE VOCÊ **27**

Capítulo 1 Um olhar sobre o contexto, os profissionais e o negócio da saúde **31**

Nenhum profissional da saúde sabe tudo **33**

A saúde se tornou um grande negócio **48**

Capítulo 2 Os erros da nutrição e da ciência da saúde **53**

Afinal, o que é saudável? **53**

Erro 1: Contar calorias para controlar o peso **60**

Erro 2: Demonizar a gordura **64**

Erro 3: Focar no peso como indicador de saúde **67**

Erro 4: Fazer dieta para controlar o peso e incentivar o emagrecimento **71**

Capítulo 3 As novas ciências que derrubam paradigmas **77**

  Nutrigenômica: os alimentos conversam com nossos genes **85**
  Epigenética: o meio ambiente pode ligar ou desligar os genes **88**
  Neurociência: o cérebro é o computador que comanda tudo
    no corpo **90**
  Microbiota: a conexão entre o intestino e o cérebro **98**
  Crononutrição: o corpo precisa de rotina **103**

PARTE 2 OS MAIORES MITOS QUE ENGOLIMOS **107**

Capítulo 4 Mitos sobre alimentos e nutrientes **113**

  Gordura é um problema? **113**
  Carboidrato é inimigo da alimentação? **119**
  Alimentos integrais são melhores do que os refinados? **126**
  Açúcar faz mal e vicia? **130**
  Alimentos light e diet são os mais indicados para controle do peso? **140**
  Precisamos beber de 2 a 3 litros de água por dia? **142**
  A proteína vai transformar sua saúde? **144**
  Comer ovo todo dia faz mal? **147**
  Todo mundo deveria tirar glúten e lactose da dieta? **150**
  Comer chocolate dá espinha? **155**
  Alimentos industrializados fazem mal à saúde? **156**
  Existem alimentos inflamatórios e que devem ser evitados? **163**
  A dieta vegetariana é mais saudável? **169**

Capítulo 5 Mitos sobre peso, doenças e comportamento **175**

  Precisamos controlar o corpo, porque ele só quer engordar? **175**
  Para emagrecer, é só comer menos? **177**
  Se eu escutar minha fome, vou comer muito e engordar? **179**
  Emagrecer é uma questão de disciplina e força de vontade?
    A sua saúde é responsabilidade sua? **180**

Ter conhecimento sobre nutrição ajuda a comer de forma
    mais saudável? **181**
Ser saudável depende de comer alimentos saudáveis e fazer dieta? **183**
Se eu cozinhar, vou comer demais? **186**
O café da manhã é uma refeição obrigatória? **187**
A cada refeição existe o risco de engordar? **188**
O certo é comer de três em três horas? **189**
Jejum intermitente emagrece? **191**
Emagrecer resolve a obesidade? **196**
Existem dietas restritivas que ajudam no tratamento de doenças? **200**
A mulher precisa estar magra para engravidar com saúde? **208**
Pais têm que controlar a fome dos filhos? **211**
O corpo precisa de suplementos e ajuda externa para fortalecer
    a saúde? **213**

Conclusão Comer bem é mais simples do que parece **219**

Agradecimentos **227**

Notas **229**

Índice remissivo **241**

INTRODUÇÃO

Esqueça tudo que você sabe sobre nutrição

"Coma de três em três horas."
"Não beba nada durante a refeição."
"Corte os carboidratos à noite."
"Beba de 2 a 3 litros de água por dia."
"Evite gordura."
"Açúcar é veneno."
"Não pule refeições."
"Faça jejum intermitente."
"Corte o glúten e a lactose."

Você certamente já leu ou ouviu regras de nutrição como essas, se é que não chegou a segui-las em algum momento da vida, acreditando estar fazendo algo benéfico para a sua saúde. A internet e as redes sociais, a publicidade, as revistas, a televisão, os perfis de influenciadores digitais e até as orientações de muitos profissionais de saúde estão dominados por mensagens com alertas, restrições e ordens sobre o que as pessoas devem ou não comer para controlar o peso, ser mais saudáveis e viver mais. A maior parte dessas orientações se baseia em pseudociência, desinformação e sensacionalismo. Aliás, se você observar bem, verá que essas regras mudam constantemente, o que já é um sinal de que devemos encará-las com um olhar crítico. Além de não ajudarem a melhorar a saúde, nos deixam cada vez mais confusos e ansiosos em relação à comida.

"Vivemos hoje um terrorismo nutricional. As pessoas não sabem mais o que comer." Esse foi o título da primeira grande entrevista que dei, em maio de 2014.[1] Ela deu início à minha cruzada para divulgar, nas redes sociais e nos livros que escrevi, uma *Nutrição com Ciência e Consciência*, longe das dietas restritivas, do nutricionismo e da disseminação de informações conflitantes sobre o assunto. O nutricionismo é a visão excessivamente simplista ou reducionista da alimentação, que dá importância apenas a calorias e nutrientes, sem considerar o alimento como um todo e seu impacto social e cultural na saúde. Quer um exemplo? Quando, em vez de falar "comi carne e arroz", alguém diz "comi proteína e carboidrato". Já reparou nesse tipo de discurso?

Se formos investigar, por trás de alertas como "evite", "não coma", "fuja" de certos alimentos ou bebidas, quase sempre existe a intenção de vender alguma coisa: um produto, uma dieta restritiva ou um serviço, uma terapia ou consulta com um profissional de saúde.

Quando vim morar no Brasil, há mais de vinte anos, fiquei surpresa ao descobrir novidades sobre alimentação. Por exemplo, reparei que muitos brasileiros acreditam que não se deve tomar líquidos durante a refeição. Fui pesquisar e o único estudo relevante que encontrei sobre o tema observou o contrário: mulheres que se hidratam enquanto fazem uma refeição comem menos. Ou seja, esse hábito não deveria fazer engordar, certo? Outro mito que só escutei por aqui diz que não se deve misturar manga com leite. Mas por quê? Será que a manga brasileira é diferente das outras? Uma das explicações que recebi para essa crença popular é de que, na época da escravidão, esse mito foi propagado para impedir que os trabalhadores escravizados roubassem o leite das fazendas onde viviam.

Não há comprovação científica para esses e muitos outros mitos que acabaram se tornando "verdades" nutricionais não só no Brasil, mas no mundo inteiro, definindo nosso comportamento alimentar e nossa relação com a comida. Mesmo assim, muita gente continua achando que deve segui-los para emagrecer ou evitar doenças e problemas de saúde específicos, de colesterol alto e prisão de ventre a câncer e Alzheimer.

Sou pesquisadora e nutricionista e há trinta anos trabalho para desconstruir mitos em torno da nutrição e do comer saudável. No meu consultório e no Ambulatório do Programa de Tratamento de Transtornos Alimentares (Ambulim) do Hospital das Clínicas do IPq-FMUSP, as perguntas que ouço com mais frequência são sempre algo na linha "O que preciso parar de comer para emagrecer?" ou "O que eu tenho que comer?". Conversando com esses pacientes, a maioria conta que já parou de consumir glúten e lactose, aboliu a carne, faz ou fez jejum intermitente, segue a dieta *low carb*, toma um ou mais suplementos sem justificativa, entre outras restrições e maus hábitos alimentares.

> *Meu propósito com este livro é derrubar mitos e trazer a público os dados científicos mais atuais sobre nutrição, saúde e longevidade.*

Ele é a leitura que eu gostaria de dar aos meus pacientes antes da primeira consulta. É impressionante como muitos chegam ao consultório com crenças equivocadas e ao mesmo tempo tão arraigadas que é preciso gastar um tempo enorme da sessão esclarecendo informações erradas ou mal interpretadas sobre saúde, nutrição, dieta, corpo, metabolismo e comportamento. São coisas que não somente não fazem sentido como atrapalham a saúde física e mental das pessoas. Isso acontece com pacientes de todas as idades, inclusive crianças trazidas pelos pais. Lembro-me de ouvir da mãe de uma menina com obesidade que atendi no Ambulatório de Obesidade Infantil da FMUSP, onde fiz meu doutorado: "Doutora, me ajude a emagrecer essa criança. Já tiramos o arroz." Minha primeira recomendação foi que ela voltasse a dar feijão com arroz para a filha, pois não é isso que faz engordar! Precisamos educar a família inteira, e não colocar o foco somente na criança. É fundamental desvendar os mitos e parar de prestar atenção somente no peso e nos alimentos isolados. Vou falar aqui e repetir muitas vezes: não existem alimentos que por si sós fazem engordar ou emagrecer.

UMA CRISE GLOBAL

O mundo inteiro está enfrentando uma grave crise de saúde pública. Nos últimos quarenta anos, a população de todos os países vem adoecendo e engordando, e até agora não há sinais de que essa tendência vá se reverter. Pelo contrário, a situação só se agrava, com o aumento rápido nos índices de obesidade e de doenças crônicas como as cardiovasculares, diabetes, hipertensão e vários tipos de câncer. Além disso, na esteira dessas enfermidades, vem uma epidemia de questões de saúde mental como ansiedade, depressão e transtornos alimentares, que são doenças psiquiátricas. Nosso país está entre os que mais têm diagnósticos desse tipo no mundo. Com tudo isso, vivemos uma verdadeira tragédia, que combina sofrimento humano, sobrecarga médica e risco de colapso do sistema de saúde. Precisamos refletir sobre o que estamos fazendo, pois não está dando certo! Temos que parar de repetir os mesmos erros e buscar um novo olhar para a saúde.

De acordo com a Organização Mundial da Saúde (OMS), doenças crônicas e problemas decorrentes do excesso de peso são, na maioria dos casos, evitáveis, mas difíceis de tratar depois de estabelecidos. Não existe até hoje tratamento padrão-ouro que tenha sido cientificamente comprovado, e os remédios, cirurgias, dietas e suplementos normalmente indicados trazem efeitos secundários.

Estamos diante de um paradoxo: nunca se falou tanto em nutrição e dieta e, ao mesmo tempo, nunca se viu tanta insatisfação e tantos problemas relacionados com peso e mal-estar em relação à comida. Como é possível assistirmos à nossa saúde piorando a cada dia, quando temos um acesso maior do que nunca a conhecimento científico, novas tecnologias de ponta e abundância de alimentos? É claro que aqui me refiro à população que tem acesso a comida suficiente, sem mencionar que, infelizmente, quase metade dos brasileiros sofre com insegurança alimentar atualmente. Um verdadeiro drama.

É evidente que o modo como estamos tratando essa crise de saúde mais atrapalha do que ajuda. Uma das razões para esse fracasso é justamente o excesso de informação que estamos "engolindo". Com tantas vozes falando ao mesmo tempo e tantas mensagens conflitantes, as pessoas estão confusas sobre o que é alimentação saudável e não sabem mais em que acreditar. Não há consenso entre os próprios especialistas em nutrição, que criam uma guerra entre o nutricionismo e a visão mais abrangente da alimentação como um ato fisiológico e psicológico.

Discursos radicais e alarmistas demonizam a nossa alimentação cotidiana, transformando o comer em problema, quando deveria ser solução, e em medo e sofrimento, quando deveria ser segurança, prazer e bem-estar.

O resultado é cada vez mais preocupação, desconexão com o corpo e adoecimento. Será que existem mesmo alimentos que devemos evitar a qualquer custo?

Na verdade, desde a infância aprendemos a associar certos alimentos a algum benefício importante para a saúde – nessa fase, muitas vezes o intuito é incentivar a criança a comer. Eu cresci ouvindo que precisava comer cenoura para ter a pele bonita e nunca precisar usar óculos. Outras gerações aprenderam com o desenho animado do Popeye que ficariam fortes comendo espinafre. Eram argumentos mais positivos do que os encontrados hoje nas redes sociais, que muitas vezes usam o medo para transmitir alguma informação, mas não deixam de ser mitos inventados pela visão do nutricionismo: a cenoura contém pró-vitamina A e o espinafre contém ferro, então parece lógico que comer esses vegetais vai melhorar a visão e nos deixar mais fortes, não é? Não, não é bem assim. Ninguém sabe ao certo o que seu corpo vai fazer na digestão desses micronutrientes e como vai aproveitá-los.

Outro dia, escutei uma profissional de saúde falar em seu perfil na internet que existem cinco produtos brancos que todo mundo deveria evitar: farinha, açúcar, sal, leite e cocaína. O intuito era assustar e indicar o suposto poder viciante, inflamatório e nocivo dos alimentos citados. Mas como uma profissional tem coragem de fazer essa bagunça entre os conceitos? Por que apelar para um discurso amedrontador e antiético? Esse é um discurso simplista e sensacionalista, quando a realidade é muito mais complexa que isso – e o que é complexo é mais difícil de entender e não gera likes. Talvez não passe pela cabeça dela quanto isso pode assustar pessoas sensíveis e causar sérios prejuízos à saúde mental delas. Será que ela imagina quantos pacientes com transtornos alimentares desenvolvem a doença depois de escutarem mitos desse tipo, que os influenciam a deixar de comer cada vez mais alimentos? Quantas pessoas vão desenvolver um comer transtornado depois de entrar em contato com esse tipo de informação pseudocientífica?

O medo tem um papel importante na evolução humana e está relacionado ao instinto de sobrevivência da nossa espécie. Nascemos com o impulso natural de nos proteger do que pode ser perigoso, e nosso cérebro está programado para dar mais atenção a mensagens de advertência e proibição. É verdade que comer era potencialmente perigoso há milhares de anos, quando nossos ancestrais habitavam um ambiente hostil e dependiam dos alimentos que encontravam na natureza para sobreviver. Era importante que respeitassem sinais de alerta, transmitidos de uma pessoa a outra, do que poderia ser uma fruta tóxica, uma planta venenosa ou a carne estragada de uma presa abatida.

Milhares de anos mais tarde, as principais ameaças à saúde passaram a ser bactérias, vírus e fungos causadores de doenças (tuberculose e varíola, por exemplo), além de carências nutricionais que poderiam levar à morte. A partir do século XIX, graças a avanços incríveis da ciência e à descoberta de antibióticos e vacinas, esses inimigos invisíveis deixaram de representar tanto perigo. A população mundial cresceu consideravelmente ao longo do século XX, como resultado, entre outros fatores, do progresso tecnológico na medicina, que possibilitou a redução dos índices de mortalidade por meio do desenvolvimento de vacinas e remédios e do controle de epidemias infecciosas.

A ciência da nutrição contribuiu bastante para esse processo, ao melhorar a saúde das pessoas e erradicar doenças relacionadas a carências de nutrientes, vitaminas e minerais. É uma ciência jovem, que tem cerca de 100 anos. A vitamina C foi um dos primeiros micronutrientes cuja carência foi identificada por cientistas como causa de uma doença, o escorbuto. Entre os séculos XVI e XIX, na época das grandes navegações, o escorbuto era um flagelo causador de alta mortalidade entre os marinheiros. O médico naval James Lind foi o primeiro a demonstrar a eficácia do suco de limão e de outras frutas cítricas contra o escorbuto, ainda sem entender seu mecanismo de ação. Durante o século XIX, a doença desapareceu graças à inclusão de limão e laranja na alimentação dos trabalhadores embarcados. Somente em 1933 o médico húngaro Albert Szent-Györgyi descobriu a fórmula do ácido ascórbico (ou vitamina C) extraído da páprica e demonstrou sua eficácia contra o escorbuto. Esse grande avanço lhe rendeu o Prêmio Nobel de Medicina, em 1937.

A ILUSÃO DA "SAÚDE PERFEITA" E O TERRORISMO NUTRICIONAL

A sociedade evoluiu e a alimentação também. Hoje contamos com uma oferta abundante de comida higienizada em qualquer supermercado, além de todo tipo de alimento fortificado, enriquecido e suplementado. O risco de intoxicação ainda existe, mas é pequeno. Comer deixou de ser um perigo real.

Sem a ameaça de agressores externos, o foco passou a ser melhorar a performance individual por meio da alimentação: o que consumir e evitar para ter uma "saúde perfeita", modelar o corpo ou viver por mais tempo. Quando converso com colegas formadas nas primeiras turmas de nutrição, no final dos anos 1960, muitas contam que o papel do profissional era orientar as pessoas sobre como comer melhor, nutrir o corpo e aproveitar os alimentos com receitas variadas. Depois a profissão se transformou, e o nutricionista se tornou uma espécie de fiscal de alimentação e peso: é como se tivéssemos sido reduzidos a agentes emagrecedores ou de ganho de massa muscular.

Por volta dos anos 1970, iniciou-se nos Estados Unidos o processo de demonização da gordura, tanto a do corpo quanto a dos alimentos – que posteriormente se espalhou pelo mundo inteiro. Disseminou-se um discurso de que gordura faz mal porque entope os vasos sanguíneos, eleva o colesterol e a pressão arterial e é a principal vilã causadora de obesidade, diabetes e doenças do coração. Os profissionais de saúde e as indústrias alimentícia e farmacêutica tomaram a frente dessa guerra e desenvolveram produtos sem gordura, diet e light para responder à demanda do público e dos profissionais. Aos poucos, o peso virou um indicador importante para avaliar a saúde das pessoas por meio do índice de massa corporal (IMC) e assim categorizá-las entre saudáveis, com sobrepeso e com obesidade. Estar acima do peso virou não só um perigo, mas quase um pecado, e o mundo passou a acreditar que ser magro é ser saudável. Curiosamente, foi também nessa época que começou a tal "epidemia de obesidade". Não é irônico? Quanto mais nos concentramos em evitar a gordura, mais a humanidade engorda.

Tudo começou contra a gordura, mas ao longo dos anos foram demonizados também os carboidratos em geral, o açúcar, a carne vermelha, o glúten, o leite, os legumes e verduras contaminados por agrotóxicos. Até a água está sendo alvo de alertas! Parece que tudo que consumimos hoje é potencialmente perigoso. Nosso cotidiano tranquilo e tradicional se tornou um problema, como se precisássemos ter cautela e ser vigilantes o tempo todo sobre o que precisamos comer, esquecendo de vez a sabedoria ancestral das gerações passadas.

No passado, era a vovó quem sabia das coisas e tinha bom senso, especialmente para acolher os problemas, ajudando a relativizá-los e dizendo que iam passar. Hoje a vovó está desatualizada! O médico, o nutricionista, o mundo da ciência e a indústria sabem mais do que ela. Saber tornou-se mais importante do que sentir. Me lembro de uma paciente que cresceu no interior de São Paulo com uma alimentação tradicional e bem tranquila: café da manhã com leite de vaca no café com açúcar, pão fresco com manteiga. Aos 16 anos, ela começou a ler revistas de moda e passou a criticar tudo que os pais comiam, alegando que eram alimentos de pouca qualidade cujo consumo estava "ultrapassado". Quando chegou ao meu consultório, vinte anos depois de começar a seguir orientações de revistas, estava com 20 quilos a mais, sofria com esse ganho de peso e queria emagrecer. Quando começamos a conversar sobre sua alimentação, ela me contou que seu café da manhã consistia em café com leite desnatado e adoçante, mais torrada pronta light com margarina – ou seja, tudo industrializado. Aliás, já percebeu como a industrialização dominou o discurso nutricional? Questionei sua crença de que o café da manhã atual seria melhor do que o tradicional da sua infância. E quando perguntei sobre os pais dela, se também tinham engordado nos últimos vinte anos, ela pensou um pouco e respondeu: "Pois é, continuam com o mesmo peso."

Identifiquei esse terrorismo nutricional pela primeira vez quando fui morar nos Estados Unidos, no final dos anos 1980. Havia uma quantidade enorme de informação circulando em todos os lugares sobre a necessidade de evitar gordura. Era uma verdadeira guerra: tudo era *low fat* e *no cholesterol*. Fiquei nove anos no país e se falava muito sobre nutrição, principalmente sobre o que era preciso evitar. Os americanos são os campeões em produzir informação nutricional e têm a pior saúde do mundo. Deveríamos pensar a respeito, não acha?

Eu não era nutricionista nessa época; era engenheira agrônoma formada em Paris e tinha estudado agricultura, as tecnologias usadas na indústria alimentícia e a composição bioquímica dos alimentos. Cheguei a Nova York em paz com a comida e me lembro de não ter ficado nem um pouco impressionada com os alertas sobre gordura. Afinal, sou francesa e nossa gastronomia inclui bastante gordura; é o que dá sabor. Sempre digo: "Se for comer croissant, quero que seja um feito com manteiga, senão prefiro nem comer!" Então continuei passando minha manteiga no pão toda manhã, sem culpa, seguindo esse ritual sagrado para mim.

Convivi com muitos amigos locais e logo me chamou a atenção a relação que tinham com a alimentação, quase sempre baseada em alertas e regras rígidas do que as pessoas deveriam ou não comer. Tudo muito focado na saúde e no conhecimento, mas pouco voltado ao prazer de comer e à satisfação de compartilhar as refeições. Percebi que minhas amigas educavam e alimentavam os filhos de um modo bem diferente do meu, sempre com um excesso de preocupação, fiscalização e regras. Uma delas, preocupada com a saúde da criança, dava a ela *o mesmo* jantar todas as noites: espaguete com molho de tomate, almôndegas e um pouco de brócolis. Não sei se você se lembra (talvez não tivesse nascido), mas nos anos 1990 o brócolis tinha fama de ser capaz de livrar o mundo do câncer (o que não aconteceu). Outra amiga, que estava sempre na correria e não conseguia se organizar, chegava ao final do dia e encontrava a família com fome e gritando, e acabava jantando fast-food quase todas as noites. As histórias eram assim, oito ou oitenta: preocupação excessiva ou total falta de consciência e planejamento na hora de fazer as refeições. Comer era na maioria das vezes um fardo, não um prazer. Diante de tanta confusão, até eu comecei a ter dúvidas:

será que preciso dar brócolis e suplementação de gordura ômega-3 e vitaminas para os meus filhos? Foi então que decidi voltar a estudar e fazer a graduação em nutrição, para buscar entender melhor a ciência e assim poder ser uma nutricionista que orienta as mães que se sentem perdidas com relação à alimentação dos filhos.

Entrei na nutrição com vontade de entender o que é a dieta perfeita e com cabeça de engenheira, em busca de evidências científicas. O que encontrei me decepcionou e até me confundiu. Deparei-me com diversos mitos, regras e dogmas sem comprovação científica e muitas informações contraditórias acerca do que é "o comer saudável". Não aceitava decorar conhecimento sem questionar e aprendia muitas coisas que me deixavam desconfortável, com a sensação de que deveria fazer algo para mudar o discurso nutricional equivocado.

Eu amo comer. É um dos maiores prazeres do ser humano. Cresci em uma família que adora celebrar os bons momentos da vida em volta da mesa. Se me dizem que não devo consumir determinado alimento, quero saber por que e ter provas de que aquilo faz mal. Me perguntam muito sobre a manteiga, então vou adiantar aqui: até hoje não existe nenhum estudo científico que mostre que ela faz mal; não vejo por que parar de consumi-la ou substituí-la por margarina industrializada (que pode ser pior, inclusive). O excesso, sim, deve ser evitado, e vou falar disso nos próximos capítulos. Como já disse, até hoje ninguém conseguiu comprovar que existe algum alimento que, por si só, prejudica a saúde ou engorda. Da mesma forma, não há alimento com o poder de emagrecer, tratar câncer, diminuir celulite... Sempre que encontrar produtos com promessas assim à venda, desconfie. Nada disso existe.

O MERCADO DA "SAÚDE" E O EXCESSO DE INFORMAÇÕES

Não é preciso saber a fundo sobre nutrientes nem virar nutricionista ou Ph.D. em nutrição para comer bem. Como sugere o título deste capítulo, convido você a esquecer tudo que sabe sobre nutrição e viajar um pouco comigo durante a leitura deste livro.

Quero ajudar você a desenvolver um senso crítico capaz de reconhecer o que é sério e o que é pseudociência e desinformação sobre assuntos relativos à saúde – e, a partir daí, a ganhar autonomia para fazer suas próprias escolhas.

Só assim é possível resgatar uma relação mais tranquila com a alimentação, redescobrir a alegria de uma refeição compartilhada e a felicidade de comer uma comida gostosa. Isso vai melhorar sua saúde física e mental.

Escolhi usar o termo "mito" porque, por definição, trata-se de uma verdade inventada dentro de uma cultura, religião ou comunidade com a finalidade de explicar o desconhecido e, ao mesmo tempo, agregar as pessoas em torno de uma ideia comum. Ainda que sem embasamento, essa ideia passa a ser aceita como um fato. É exatamente o que ocorre com a saúde e com a nutrição hoje em dia.

Existe um mercado bilionário – de dietas, remédios, suplementos, cirurgias e tratamentos estéticos – por trás da ditadura da magreza e da "saúde perfeita". Existe uma guerra contra os alimentos gostosos, como se fosse errado ter prazer em comer. As indústrias alimentícia e farmacêutica investem pesado para fazer você acreditar que precisa comprar os produtos que eles vendem se quiser ter uma vida mais feliz, uma saúde melhor, emagrecer e até mesmo prolongar a vida. Trata-se de um negócio tão lucrativo que muitos nutricionistas e médicos que estão se formando hoje em dia já escolheram a profissão pensando em fazer parte desse mercado.

Mesmo profissionais experientes, alguns famosos e com milhares de seguidores nas redes sociais, têm dado uma guinada na carreira e vêm ganhando muito dinheiro com o negócio que a saúde e a nutrição se tornaram. Só que enquanto eles enriquecem vendendo "saúde", a população adoece.

Somos bombardeados por informações sobre nutrição, alimentos, corpo e metabolismo que podem até parecer fazer sentido, mas muitas vezes não têm comprovação científica ou são interpretações equivocadas ou enviesadas de estudos acadêmicos. Veículos de comunicação, blogueiros, influencers e até profissionais da saúde conhecidos e respeitados compartilham toda essa desinformação, então sentimos que podemos acreditar no que dizem e colocar em prática o que recomendam.

O problema é que o excesso de informação e de regras rígidas dá a impressão de que ser saudável e comer bem são coisas complexas, quando na verdade trata-se de algo mais simples do que parece. Ao mesmo tempo, o reducionismo e o excesso de cientificismo abordam a nutrição como se ela fosse uma ciência exata: saber o peso na balança, o número de calorias e a quantidade e a combinação perfeita de nutrientes que você deve ingerir no horário certo do dia trouxe mais malefícios do que benefícios para a saúde pública. O corpo humano não é uma máquina simples e não somos todos idênticos, como se fôssemos robôs, não seres humanos.

No universo da saúde e da nutrição, novas descobertas são feitas o tempo todo, e mitos podem surgir do conhecimento desatualizado de algum assunto. Quando meu livro *O peso das dietas* estava sendo traduzido para o francês (ele foi originalmente escrito em português), confiei em uma jornalista que dominava as duas línguas, mas ela simplificou tanto alguns conceitos de nutrição que poderia ter provocado um desastre de saúde – e acabado com minha reputação – se não tivéssemos agido rápido. Em uma explicação sobre diabetes, eu havia escrito o que a ciência diz: "Excesso de açúcar pode aumentar o risco de diabetes." Mas a tradutora reduziu meu raciocínio a uma frase simples: "Açúcar dá diabetes." Tomei um susto quando li, e foi uma correria para reler todas as páginas a fim de evitar outros possíveis erros. Já pensou vender milhares de exemplares de um livro com uma informação tão errada assim?

Se profissionais supostamente bem informados, como devem ser os jornalistas de saúde, se enganam e erram, imagine no que estará acreditando o público geral, que consome sem critério o volume infinito de conteúdo que é divulgado nos livros e nos meios de comunicação? É preciso estar atento e saber filtrar o que vem de fontes confiáveis e o que é informação realmente útil para você e seu bem-estar. Neste livro vou apresentar – e esclarecer – alguns dos mitos mais difundidos por aí.

Na minha formação em engenharia agrônoma, estudei os ciclos de vida dos seres vivos e aprendi muito sobre sua variabilidade e incrível sabedoria. Estudando animais, plantas, fungos e até vírus, aprendemos que há uma força incrível dentro dos seres vivos, buscando equilíbrio e saúde para se reproduzir, além de resiliência para sobreviver em qualquer tipo de ambiente. A nutrição não é uma ciência matemática e não comemos nutrientes e calorias fáceis de calcular; comemos alimentos ricos em compostos bioativos, que são informações para nossas células e estão carregados de cultura e significado. Nutrição é biologia: a ciência do que é vivo. Tudo que é vivo se adapta, reage e se defende buscando equilíbrio. E o equilíbrio de cada um é único, assim como as necessidades para alcançá-lo, que mudam ao longo da vida.

Todos nós, seres humanos, nascemos com uma carga genética única. Em função disso, nosso corpo tem uma sabedoria própria e a capacidade de carregar a história de tudo que vivenciamos. Você vai entender melhor adiante, quando eu explicar o que é a epigenética e como ela se sobrepõe à genética.

Sou mãe de quatro filhos e fico maravilhada em ver como eles são diferentes entre si. Mesmo carregando a genética do mesmo pai e da mesma mãe, ninguém venha me falar que são todos iguais! Cada um tem o seu apetite, seu corpo, seu tempo, sua história e suas vontades; afinal, são pessoas únicas e diferentes.

> **Nenhum ser humano é igual a outro, nem mesmo gêmeos idênticos. Por isso, regras universais não funcionam para cuidar da saúde e ficar de bem consigo mesmo.**

Basear-se nelas só gera desconexão com o corpo e com a nossa capacidade de experimentar sensações, e pode plantar no indivíduo a impressão de que o corpo está errado, que não é confiável e não funciona bem sem a ajuda de um especialista para tudo, até para dizer a hora de ir ao banheiro.

Costumo dizer que existem dois tipos de sistema de saúde: o primeiro é aquele que acredita que seu corpo está errado por natureza e, portanto, que você precisa de um suplemento, um medicamento e um profissional da saúde para cuidar dele e melhorar seu funcionamento. O segundo tipo parte do princípio de que o corpo nasce com a própria sabedoria do que precisa para se manter equilibrado e conectado com os sinais que envia para chegar a esse equilíbrio (que também podemos chamar de homeostase). Nesse último caso, buscar ajuda profissional só é necessário quando, por alguma razão, o equilíbrio se perdeu, mas ainda assim mantém-se a confiança no corpo.

Qual é o seu ponto de vista? Em que você acredita quando se trata do seu corpo? Acha que ele está errado e não confia nele de jeito nenhum? Entenda que existe uma indústria poderosa trabalhando para fazê-lo acreditar nisso e, assim, comprar produtos e outras soluções mágicas. Eu trabalho com a segunda visão da saúde. Incentivo meus pacientes, e você também, a refletirem sobre o fato de que seu corpo nasceu funcionando bem e pode, em algum momento, por vários motivos, ter perdido o contato com sua sabedoria interna. É preciso entender que, mesmo fazendo o melhor para buscar o equilíbrio, pode acontecer de você adoecer, não é culpa sua. Aí, sim, é importante buscar um profissional que o ajude a melhorar sua saúde.

O médico ou nutricionista deveria ser o aliado do paciente na busca por uma vida mais saudável, não o dono da verdade, muito menos seu chefe ou comandante. Nas abordagens de vanguarda para obesidade e diabetes, a participação e o protagonismo do paciente se mostram cada vez mais determinantes para o sucesso do tratamento. Quando ele se envolve e se educa para lidar com a doença e as possíveis limitações que ela impõe, os resultados são melhores do que quando ele apenas obedece às orientações do profissional sobre que remédio tomar, em que dosagem e em qual horário.

Acredite: ninguém entende melhor do seu corpo do que você mesmo. Você é o seu melhor especialista. O corpo sabe do que precisa para se regular sozinho.

Mas é preciso saber reconhecê-lo, ouvi-lo e tomar as rédeas da mudança que você deseja realizar, sem terceirizar suas decisões. Se precisar, conte com acompanhamento de profissionais da saúde.

SAÚDE, MAGREZA E BELEZA

Vemos por aí uma confusão geral entre saúde, magreza e beleza. A sociedade, a internet e muitos meios de comunicação querem nos fazer acreditar que o corpo é uma massa de modelar e que alimentação e atividade física são sempre os melhores meios de controle sobre ele. Mas isso é reduzir nosso corpo a um objeto, quando ele é algo infinitamente mais complexo. Incentivar o emagrecimento com dietas restritivas não funciona de maneira sustentável e não é uma solução de saúde pública para sociedades com índices altíssimos de doenças crônicas, nas quais mais da metade dos adultos está acima do peso, como o Brasil. É até possível ter algum resultado no início, mas na maioria dos casos as pessoas voltam a engordar, o que é fisiologicamente programado. Uma das explicações é a cascata de adaptações que acontecem quando há uma perda de peso rápida, que levam a aumento da fome e diminuição do metabolismo. Tratei bastante disso no meu primeiro livro, *O peso das dietas*. Hoje, as evidências mostram que é mais saudável focar em manter o peso (ainda que esteja um pouco acima do considerado ideal) do que entrar no efeito sanfona, emagrecendo e engordando.

É importante focar na saúde, e não somente no peso; em melhorar o estilo de vida cuidando do sono, fazendo atividade física e incluindo momentos de lazer na rotina. Buscar leveza, não emagrecimento.

O que vou compartilhar neste livro não é a minha opinião, mas o que a ciência diz sobre as dúvidas e os mitos que vejo circulando nas redes sociais e que ouço com mais frequência no consultório e nas minhas conversas com amigos e conhecidos. Há tanta desinformação, tantas coisas sem lógica vendidas com verniz acadêmico, que dá para entender por que as pessoas se sentem tão perdidas. Não quero dizer que sei tudo. Especialmente quando se trata de nutrição e saúde, ninguém sabe (nem o fenomenal ChatGPT)! Pelo contrário, nunca paro de estudar, estou sempre aberta a conversar sobre novos achados da ciência e discutir evidências científicas de qualidade. Cada dia vejo que tenho mais a aprender. O cientista de verdade tem consciência de que quanto mais estuda, menos sabe, e que é preciso ser humilde e estar sempre buscando se atualizar.

Meu trabalho em pesquisa, no consultório e na formação de profissionais da saúde me mostra como é importante ajudar as pessoas a entenderem que comer é uma necessidade básica do corpo e deveria ser tão natural quanto respirar ou dormir. É mais simples do que o mundo faz parecer e não deve ser algo cercado de sofrimento, medo e cobrança. Quando terminar a leitura, espero que você tenha entendido que a sua saúde começa com uma reconexão consigo mesmo e que a sua alimentação começa na cozinha, com você fazendo suas escolhas e com refeições frescas e caseiras. E passa por respeitar seu corpo, procurando ajuda quando necessário, mas sem deixar ninguém tomar decisões por você.

Bon appétit!

• PARTE 1 •

O GRANDE MITO DA SAÚDE: OS PROFISSIONAIS DA SAÚDE SABEM MAIS SOBRE O SEU CORPO DO QUE VOCÊ

Consultar-se com um nutricionista nem sempre é uma decisão fácil para o paciente. É preciso coragem para expor dificuldades na relação com a comida, insatisfação com o corpo e com o peso e vontade de mudar. Os profissionais ganharam fama de fiscal do peso, e alguns assumiram a função de dar bronca e impor regras rígidas de como as pessoas devem se comportar e se alimentar, proibindo-as de comer tudo que é gostoso e, com isso, privando-as de um dos maiores prazeres da vida.

Muitos pacientes que estão acima do peso contam que entram na sala de um médico (de qualquer especialidade) ou de um nutricionista e já percebem o olhar de julgamento do profissional. É como se o peso entrasse antes da pessoa e ela chegasse mostrando que falhou em se cuidar. Escuto esse tipo de desabafo com frequência. É a chamada gordofobia médica, quando o próprio profissional da saúde tem preconceito em relação ao corpo gordo.

Nos meus treinamentos para profissionais da saúde, incentivo a *body neutrality*, uma abordagem que defende adotar uma perspectiva neutra em relação ao corpo. E minha consulta é diferente da de nutricionistas tradicionais: começo perguntando ao paciente sobre o que o levou a me procurar e pratico a escuta ativa. No processo de deixar as pessoas falarem, muitas se emocionam e choram, inclusive por serem ouvidas pela primeira vez. Essa abordagem com compaixão não costuma ser o tipo de atendimento que esperam. No meu consultório decidi não ter balança em lugar visível, e mantenho uma caixa de lenços de papel ao alcance do paciente. Falar de peso e alimentação toca no emocional.

É verdade que a grande maioria das pessoas que marcam uma consulta com um nutricionista faz isso porque quer emagrecer, mas também existem outras motivações. Já atendi muitos pacientes com sobrepeso e obesidade que, quando imagino que vão me pedir uma dieta ou solução para perder peso, dizem que desejam fazer as pazes com a comida ou reaprender a comer para se sentirem melhor, pois estão esgotados em sua batalha fracassada contra a alimentação. Não tenho a intenção de me colocar como autoridade sobre o peso ou o corpo de ninguém, e sim de colocar o paciente como protagonista do seu tratamento. Mas sei que isso não costuma ser a regra. O mais comum são profissionais que recebem seus pacientes com condutas já prontas, como se soubessem do que precisam mais do que eles próprios.

CAPÍTULO 1

Um olhar sobre o contexto, os profissionais e o negócio da saúde

"O objetivo da medicina é prevenir doenças e prolongar a vida; o ideal da medicina é eliminar a necessidade do médico." A citação é do médico William James Mayo (1861-1939), um dos fundadores da Clínica Mayo, instituição que se tornou referência em serviços e pesquisa na área da saúde nos Estados Unidos.

Hipócrates (460 a.C.-377 a.C.), considerado o pai da medicina no mundo ocidental, teria definido o termo *Primum non nocere* ("Em primeiro lugar, não prejudicar") como o princípio ético fundamental do trabalho dos médicos. A frase é uma espécie de resumo dos pontos que estão no juramento solene que os profissionais fazem ao se formarem na faculdade.[1]

SOBRE O JURAMENTO DOS NUTRICIONISTAS

Ao contrário dos médicos, os nutricionistas não fazem um juramento específico como parte de sua formação. No entanto, assim como outros profissionais da área da saúde, seguem um código de ética que orienta suas condutas e responsabilidades.

> O Conselho Federal de Nutricionistas (CFN) é o órgão responsável por regulamentar a profissão de nutricionista no Brasil e estabelece um Código de Ética e Conduta, cuja versão mais atual é de 2018. Esse código abrange princípios como o respeito à vida, à dignidade humana, à privacidade e ao sigilo profissional, além de orientações sobre a conduta ética na pesquisa, no ensino e na divulgação de informações.[2] É um instrumento que nos orienta acerca dos nossos direitos e deveres como nutricionistas, mas tem a preocupação de se adequar à realidade e à nossa responsabilidade técnica, social, ética e política com a saúde, visando a qualidade de vida e o bem-estar das pessoas.

É verdade que a medicina fez maravilhas, principalmente no último século, com o desenvolvimento de medicamentos e vacinas que ajudaram a controlar várias patologias e descobertas que facilitaram o combate a diversas doenças. Mas é irônico que, mesmo com enormes avanços na área, a saúde das pessoas esteja piorando, em vez de melhorar. Mais grave ainda é pensar que os profissionais da saúde contribuíram para isso.

Não posso afirmar se é mito ou verdade, mas fiquei bem reflexiva quando escutei que na China antiga o médico recebia seu salário quando o paciente estava saudável e deixava de receber quando ele adoecia. Parece lógico, além de benéfico para o paciente, não? Hoje, no entanto, é muito claro que a saúde funciona no sentido oposto: quanto mais adoecemos, mais os serviços são acionados e têm retorno financeiro.

Na nossa cultura, aprendemos a seguir sem questionar as orientações dos profissionais da saúde, principalmente dos médicos, mas também de nutricionistas, psicólogos e profissionais de educação física. "É profissional, então estudou e sabe mais do que eu", muita gente pensa. Confiamos no que dizem como se fosse sempre a coisa certa a fazer. Assim conferimos a eles poder e autoridade sobre nosso corpo e nosso bem-estar.

Não é de hoje que isso acontece. Em conversas com minha mãe e meus avós quando meus filhos nasceram, fiquei sabendo de coisas absurdas que, antigamente, os médicos mandavam os pais fazerem assim que tinham filhos.

Nos anos 1940, na França, por exemplo, o pai não podia pegar o recém-nascido no colo até que ele completasse três meses, somente a mãe podia. Isso foi um sofrimento enorme para meu avô materno, que se emocionava quando via os bebês no colo de alguém. Outra aberração que me contaram é que a mãe tinha que amamentar, devolver a criança ao berço e deixá-la ali, mesmo que chorando, como forma de educá-la a não fazer birra. (Hoje sabe-se que isso causa enorme estresse ao bebê.) Também não podia amamentar à noite para não acostumar o recém-nascido, nem era permitido dar o colostro nos primeiros dias após o nascimento, por ser considerado impróprio. No entanto, hoje a ciência já mostrou que o primeiro leite produzido pela mãe é rico em nutrientes, anticorpos, hormônios e outras substâncias importantes para a imunidade e o desenvolvimento saudável da criança.

Minha mãe conta que, nos anos 1960, sofria com as regras rígidas em torno da amamentação: tinha que pesar o bebê antes e depois de amamentá-lo (não consigo nem imaginar o estresse de colocar um recém-nascido com fome numa balança). Em seguida, era necessário calcular a diferença no peso e, se fosse preciso, complementar a alimentação com fórmula, para ter certeza de que a criança tinha recebido a quantidade suficiente de leite. Era tão difícil que minha mãe, coitada, não conseguia amamentar os filhos por mais de três meses. Com o estresse e a pressão, além do uso das fórmulas para complementar, sua produção de leite diminuía rapidamente. É óbvio! Quando me assistia dando de mamar aos meus filhos, ficava maravilhada com minha tranquilidade e despreocupação.

NENHUM PROFISSIONAL DA SAÚDE SABE TUDO

Algumas situações pelas quais a minha família passou me levaram a entender que os médicos, mesmo que estudem bastante, não sabem tudo e nunca poderão superar a sabedoria inata do corpo. A natureza do ser humano tem suas próprias regras de funcionamento. Deveríamos dar mais ouvidos a elas do que a qualquer interpretação imposta pelos profissionais. É importante confiar na sabedoria interna do nosso corpo.

Antigamente, o médico era uma autoridade, e muitas vezes abusava desse poder com certa arrogância. Não estou dizendo que todos os médicos fizessem recomendações como aquelas que acabei de citar, mas alguns de fato faziam. São orientações que parecem terroristas e sem sentido pelo olhar de hoje, mas as pessoas obedeciam. O tempo passou, e hoje continua funcionando assim: se o médico mandou, tem que fazer.

Médicos são treinados para prescrever remédios, isso é da profissão. Hoje a conduta de resolver tudo com medicamentos está ultrapassada, mas muitos ainda a usam – seja por falta de conhecimento e atualização, por não terem humildade para reconhecer que há outras verdades para além de suas certezas ou pela demanda do próprio paciente, que acredita que é possível resolver tudo com uma pílula mágica. Tudo isso somado à pressão da indústria farmacêutica, é claro.

Só que hoje a maior preocupação da nossa saúde não são as doenças infecciosas, mas as crônicas, que, de acordo com a OMS, são responsáveis por 70% das mortes no mundo.[3] Essas doenças vão se instalando no corpo ao longo do tempo como resultado de uma combinação de fatores que incluem estilo de vida (tabagismo, sedentarismo, consumo de álcool), obesidade, predisposição genética e o ambiente em que se vive. Não existe remédio para elas ou vacina que funcione para todo mundo, e o consenso é que a melhor abordagem é a prevenção por meio de mudança de hábitos, pois quase todas elas são evitáveis. Mas isso "não vende" porque depende de iniciativa e ações individuais, e os resultados demoram mesmo para aparecer. Afinal, trata-se de um processo. É uma abordagem diferente, que não se baseia em uma solução externa, e sim em uma mudança interna. Mas a maioria dos profissionais ainda insiste em tratá-las com remédios, e muitos pacientes querem ser tratados assim porque é mais "fácil" não ter que mudar.

É comum pacientes já marcarem a consulta esperando sair dela com uma receita ou indicação de produto ou tratamento milagroso. Muitas vezes, nem sequer são questionados sobre estilo de vida, alimentação, qualidade do sono, se praticam atividades de lazer ou se estão estressados. Em qualquer especialidade médica, assim como em qualquer consulta nutricional, não é aceitável realizar um atendimento deixando de fora essas perguntas básicas. Mas muitos não se preocupam em se atualizar ou contar com o conhecimento de outras áreas. Dispensam o apoio de quem estudou nutrição, psicologia ou educação física, que poderia ser um grande aliado nos cuidados com o paciente.

Em algumas áreas, a falta de humildade dos profissionais é mais presente do que em outras. Na cardiologia, por exemplo, a regra para tratar pacientes doentes já foi cortar de vez a gordura e o sal da alimentação. Mas a ciência avançou, e as orientações válidas hoje são bem menos radicais: foi provado que uma dieta sem sal, portanto insossa, é mais prejudicial do que uma comida com um pouco de sal, pois pode tirar da pessoa o prazer de comer, tão importante para a saúde física e mental.

Vários problemas de saúde mental podem ser aliviados com mudanças na alimentação. Nem sempre é preciso mandar tomar tanto remédio. É difícil acreditar que um psiquiatra não saiba disso nos dias de hoje. Por exemplo, uma adolescente que apresente sintomas de depressão, ansiedade e até ataques de pânico pode estar assim por estar seguindo alguma das dietas malucas que existem por aí. A simples pergunta "Como está a sua alimentação?" pode orientar a conduta do psiquiatra, oferecer acolhimento e incentivar o paciente a procurar um nutricionista para entender sobre uma alimentação mais adequada. Isso pode aliviar muito o sofrimento da pessoa, além de reduzir a intervenção com remédios, que quase sempre traz efeitos secundários.

As faculdades de medicina e nutrição se concentram nas doenças e em como combatê-las, negligenciando o fato de que o ser humano é um sistema fisiológico e psicológico, e não um boneco ou robô feito de partes que se encaixam. Mas quantos profissionais que você conhece têm esse olhar amplo para o paciente? Parece que se perdeu o respeito pela sabedoria e o poder de cura do nosso corpo.

O reducionismo da nutrição e da saúde leva os profissionais a esquecerem a diversidade e as individualidades, que são fundamentais em qualquer tratamento. Por exemplo, se uma mulher me procura porque está comendo mal, com dificuldades de organizar a alimentação em casa e ganhando peso, quero saber como é a rotina dela. Se fico sabendo que ela está com um bebê pequeno e ainda trabalha fora, preciso ter a sensibilidade de não colocar mais pressão sobre ela dizendo que deveria cozinhar todos os dias e fazer as refeições em horários fixos. Isso não vai ajudar! Cada situação é única, e valorizando o que é possível em cada contexto, mesmo não sendo o ideal, podemos de fato estimular as pessoas a se cuidarem e ganharem qualidade de vida. É importante sermos parceiros do paciente para ajudá-lo a ganhar saúde respeitando sua própria realidade, sua cultura e seus valores.

A falta de atenção e acolhimento nas consultas é uma queixa comum. Como já mencionei, o preconceito também é muito presente nos consultórios, sobretudo em casos de excesso de peso e obesidade. Isso é muito prejudicial, porque afasta as pessoas dos cuidados necessários com prevenção e tratamento. E, de alguma forma, contribui para a epidemia de desinformação em saúde, na medida em que estimula a população a buscar informações no "doutor Google" e em outras fontes não confiáveis na internet.

A empatia e a escuta ativa são terapêuticas e podem ajudar muito na melhora do paciente. Infelizmente, são habilidades em falta em muitos consultórios. A psicologia não está presente nos cursos de medicina ou nutrição e o corpo é tratado como um objeto que precisa de conserto, não como uma entidade inteligente.

Achei interessante a pesquisa[4] publicada no *Journal of the American Medical Association* sobre o uso do ChatGPT, ferramenta de inteligência artificial lançada no final de 2022, na busca de respostas para perguntas sobre o tema da saúde.

No estudo, os pesquisadores compararam as respostas do ChatGPT e de médicos reais para perguntas postadas em fóruns de discussão na internet. Entre os quesitos analisados estavam a qualidade da informação e a maneira de lidar com o paciente. Ao final, todas as respostas foram avaliadas por outros médicos. De acordo com a pesquisa, em 78,6% dos 585 casos avaliados, os especialistas descreveram as respostas do ChatGPT como melhores (mais longas e detalhadas) e mais empáticas e pessoais do que as dos médicos.

No processo de escrita deste livro, fiz várias perguntas ao ChatGPT por curiosidade e fiquei impressionada. Na linha do que o estudo americano concluiu, recebi respostas bem aceitáveis para várias questões relacionadas ao meu tema de estudo. Por exemplo, quando perguntei "O que são doenças crônicas?", o programa respondeu que são "doenças de natureza não transmissível, que progridem ao longo do tempo, exigem tratamento contínuo e mudanças no estilo de vida para controlar os fatores de risco e minimizar os impactos negativos na saúde". Já para a pergunta "O que é obesidade?", a resposta foi que é uma condição médica caracterizada pelo acúmulo excessivo de gordura, e não uma doença. Esse ponto costuma suscitar controvérsia.

De um lado, boa parte dos médicos defende que a obesidade seja considerada uma doença. Por outro, um artigo publicado na revista *Science* estimou que 10% dos participantes com obesidade estavam metabolicamente saudáveis.[5]

O consenso internacional pelo fim do estigma da obesidade leva essa reflexão um passo além, reconhecendo que a decisão de considerar a obesidade uma doença, um fator de risco ou uma condição tem implicações no desenvolvimento de protocolos de tratamento e na criação de políticas públicas.[6] A escolha de chamá-la de doença ou não tem o potencial de promover ou mitigar a estigmatização das pessoas gordas.

O argumento mais usado contra a categorização da obesidade como doença é o de que isso transmitiria à sociedade a ideia de que a responsabilidade individual não é relevante na questão, diminuindo o estímulo à adoção de estilos de vida mais saudáveis. No entanto, embora o consenso científico deva obedecer a evidências médicas e biológicas objetivas – e não a argumentos de ordem social –, não há unanimidade, uma vez que nem todos os indivíduos com obesidade se encaixam nos critérios utilizados para afirmar que algo é uma doença ou não. Essa discussão, portanto, está longe de terminar.

Voltando ao ChatGPT, achei as informações mais confiáveis do que as que escuto de muitos profissionais e influenciadores da saúde. Como a ferramenta é alimentada por dados que circulam na rede, as respostas mudam com o tempo e provavelmente não serão as mesmas no futuro próximo. No entanto, em junho de 2023 tive essa surpresa positiva ao testá-la.

Mas, por favor, não pense que estou incentivando você a recorrer ao ChatGPT ou qualquer outra ferramenta semelhante para se consultar sobre sua saúde. A inteligência artificial comete muitos erros, então é preciso ter uma boa base de conhecimento e senso crítico para identificá-los e saber até que ponto dá para confiar nela. Com a população cada vez mais perdida e confusa sobre o que é certo e errado quando o assunto é saúde, a chance de terceirizar decisões aos profissionais e, agora, ao ChatGPT só aumenta. Precisamos de muita cautela em relação ao uso dessa tecnologia, pois estudos recentes observaram que ela pode influenciar o comportamento e colocar as pessoas em risco de desenvolver transtornos alimentares. Por exemplo, ela pode gerar respostas que incentivam o desenvolvimento da anorexia, uma das doenças mentais mais mortais que existem.[7] Ficaremos atentos, acompanhando a evolução dessa nova ferramenta e seu impacto em nossa vida, já que é algo que veio para ficar.

A tecnologia nunca dispensará os profissionais da saúde de carne e osso. Mas eles precisam se aproximar do paciente com humildade e interesse genuíno, em vez de achar que podem entregar soluções prontas e genéricas, como se as pessoas fossem todas iguais.

Muitos criticam terapeutas que não são profissionais da saúde, como coaches ou terapeutas alternativos, mas o paciente é quem sabe onde se sente melhor, mais acolhido, em um contexto humano e com atendimento personalizado. Ter um diploma na área da saúde não é garantia de um profissional saudável nem de uma prática atualizada.

Você sabia que existe uma alta prevalência de transtornos alimentares entre profissionais da saúde? E que os que mais sofrem são os nutricionistas?[8] Parece contraditório, mas é verdade. Não podemos afirmar o que é causa e o que é consequência, mas é um fato que muitos alunos – a maioria mulheres, mas cada vez mais homens também – já têm uma relação conturbada com a comida e o corpo quando entram na faculdade. Escolhem estudar nutrição para aprender sobre a doença e, quem sabe, se curar. Outros entram saudáveis na faculdade, mas, de tanto pensarem apenas em temas como peso e calorias, acabam adoecendo. Estou contando isso porque acho que ilustra como até os profissionais podem ter uma visão equivocada do que é saúde e não ter, eles mesmos, uma saúde equilibrada. Com isso, podem acabar repassando aos pacientes noções incorretas e incentivando comportamentos prejudiciais.

Uma amostra disso está neste relato de uma paciente. Ela foi a uma nutricionista que lhe passou uma dieta bem restritiva para emagrecer. Quando soube, na sessão seguinte, que a paciente tinha saído da dieta comendo feijoada no fim de semana, entrou em fúria: "Não acredito! Depois você fez o quê? Já foi correr para gastar as calorias a mais?" Além de julgar a paciente por ter comido, encorajou-a a compensar o "deslize" fazendo exercícios, o que não é uma recomendação adequada nem saudável, especialmente se o paciente tem tendência a desenvolver um transtorno alimentar. Tenho centenas de casos como este para contar, infelizmente.

Não pretendo passar a impressão de que ninguém é confiável, de que estamos nas mãos de irresponsáveis ou à mercê de uma conspiração. Quero abrir seus olhos e sua mente, leitor ou leitora, para o fato de que os profissionais da saúde não são deuses, donos da verdade nem generais da sua saúde – você é que é!

Na consulta, o protagonista deve ser o paciente. O médico, nutricionista ou qualquer outro profissional é seu aliado para orientar o tratamento, mas quem toma as decisões é o paciente, especialmente quando se trata de doenças crônicas.[9]

Mudanças de estilo de vida e comportamento não se fazem com prescrições, e sim ajudando o paciente a se sentir motivado para a mudança. Aqui, estou falando de doenças crônicas, não de emergências, infecções e acidentes, que demandam intervenção medicamentosa, cirurgia ou cuidado rápido. Aí, sim, devem prevalecer a opinião e a decisão do profissional.

Existem e sempre existirão profissionais que caminham na direção da saúde e são comprometidos e interessados no bem-estar de seus pacientes. Há também abordagens interessantes, como a medicina do estilo de vida e a medicina integrativa, que têm um olhar abrangente para o paciente e a saúde, entendem a complexidade do ser humano, do corpo e da biologia e, portanto, sabem que o médico não resolve nada sozinho. Os médicos de família e os adeptos do movimento *slow medicine* também apostam no cuidado focado no paciente, na escuta cuidadosa e na prática embasada na ciência, usando o mínimo de medicação possível.

Como não é obrigatório ter um título ou uma especialização para poder exercer a medicina com essas abordagens, é claro que existem profissionais que se apropriam dos nomes que estão na moda e, identificando-se como médico de estilo de vida ou médico funcional integrativo, colocam-se como inovadores, pioneiros e "contra o sistema". Muitos estão mais para charlatães, apoiando-se em pseudociência, ainda mais quando atuam como verdadeiros "faz-tudo" na medicina: além de médicos (mesmo que despreparados para orientar sobre o peso, como no caso de oftalmologistas e até mesmo dermatologistas), prescrevem treinos de atividade física, dietas, dicas de alimentação e até condutas de psicologia.

Todas as vezes que tentei trabalhar com uma agência de comunicação para me conectar com a imprensa e veículos de comunicação, me assustei com os temas sobre os quais me pediam para falar: muitas informações distorcidas, sempre alertando sobre uma nova notícia em tom assustador ou pedindo "três alimentos" ou "cinco atitudes" para resolver determinado problema. A ciência não chegou a esse grau de precisão! Mas é o que rende cliques, mesmo que nada disso exista. Esse tipo de abordagem reducionista vende e alimenta a mídia, que, por sua vez, alimenta a indústria.

Muitos profissionais preferem ganhar a atenção das pessoas adotando discursos sensacionalistas, baseados em proibições e argumentos que amedrontam, mas não melhoram a saúde. Na nutrição, mensagens negativas do tipo "não pode, não deve" viraram padrão, mas mais atrapalham do que ajudam. Quanto mais se estuda, maior a tendência a adotar um discurso moderado, usando mais "depende" do que "não pode" ou "tem que". Quando o assunto é conseguir seguir uma alimentação saudável, conselhos moderados, com dicas focadas nos benefícios, e não nos prejuízos, são os mais eficientes.[10] Um exemplo: em vez de dizer "não pode beber refrigerante porque é um veneno e faz mal", funciona melhor orientar sobre como reduzir o consumo. Oferecer dicas de como se hidratar com mais água (com ou sem gás) e chás e orientar a pessoa a tomar o que quiser quando estiver com vontade de uma bebida doce vai empoderá-la a reduzir o consumo por conta própria, com mais facilidade do que se houvesse um general lhe dando ordens.

Observamos que, em muitos casos, ir a uma consulta com um nutricionista é mais ou menos como ir ao dentista: o paciente entra já com medo de sofrer algum trauma. Se a abordagem fosse menos restritiva e sofrida, mais positiva e voltada ao empoderamento, as pessoas não teriam tanto medo de fracassar!

Tenho consciência de que muita gente fica desconfiada quando me escuta dizer que "pode comer de tudo, mas não tudo" e que "o melhor para emagrecer é não fazer dieta", mesmo que tudo isso esteja fundamentado em evidências científicas. Como cientista, não posso concordar com radicalismos nem ter certezas absolutas. Cada pessoa é única, com uma individualidade que precisa ser respeitada. Aprendo isso todos os dias.

A saúde da população está piorando porque o estilo de vida que predomina na maioria dos países é pouco saudável tanto pela má alimentação quanto no que diz respeito à má qualidade do sono e ao sedentarismo. Isso, de certa forma, é validado pelas orientações que recebemos dos profissionais. Nos consultórios, a recomendação básica que os pacientes ouvem quase sempre tem a ver com o peso, como se todo mundo tivesse que emagrecer ou se preocupar em não engordar – mesmo que isso não tenha a ver com a queixa principal da pessoa nem seja de fato necessário. Essa mentalidade gordofóbica só colabora para que cada vez mais as pessoas confundam saúde com magreza. Falaremos mais sobre isso adiante.

Profissionais da saúde são responsáveis por cuidar da saúde, e não por focar somente no peso ou no aspecto estético do corpo, se deveria estar mais "seco", firme ou definido. Os pacientes vêm ao consultório de nutrição com a expectativa de emagrecer, mas precisamos ampliar o foco para incluir outros fatores importantes na saúde, como o sono, a saúde mental, o comportamento alimentar e a prática de atividade física.

Hoje cada vez mais dados científicos mostram que incentivar o indivíduo a emagrecer é mais prejudicial para a saúde física e mental do que ajudá-lo a não engordar mais. Porém, parece que o peso e a estética se tornaram mais importantes do que a saúde. Existe uma pressão enorme da sociedade e um estímulo por parte dos profissionais da saúde para fazer intervenções que deixarão a pessoa mais magra, tudo com a desculpa de cuidar da autoestima, da saúde neste momento... Mas e depois?

Não sou contra cirurgias e procedimentos estéticos, especialmente quando têm finalidade reparadora ou buscam restaurar alguma funcionalidade depois de um acidente, por exemplo. Mas tenho a impressão de que esses casos se tornaram a exceção. Houve uma banalização dessas práticas, e as pessoas estão recorrendo a elas como se o corpo fosse uma massa de modelar, que pode ganhar qualquer forma que se deseja.

Está provado que esse incentivo para emagrecer a qualquer custo é um passaporte para o efeito sanfona e para alterações metabólicas que aumentam o risco de diabetes, obesidade e transtornos alimentares. Esses problemas de saúde são multifatoriais, mas pesquisas sérias comprovam que fazer dieta é um dos principais fatores responsáveis por desenvolvê--los.[11] Pode até haver perda de peso no início, mas ela não é sustentável, e o corpo vai fazer de tudo para voltar ao peso de antes – isso é fisiológico. Por isso concordo com a nutricionista americana Evelyn Tribole, uma das idealizadoras do comer intuitivo, quando disse, em um podcast, que, diante das pesquisas e de todo o conhecimento que temos atualmente sobre nutrição, é antiético recomendar qualquer tipo de dieta restritiva. Nos Estados Unidos, já existem processos contra profissionais da saúde que incentivaram procedimentos que acabaram prejudicando mais do que ajudando – passar dieta restritiva é um deles. Está mais do que comprovado que fazer dieta não funciona, pode fazer a pessoa recuperar mais quilos do que perdeu e, ainda, desregular o comportamento alimentar e perturbar a relação com a comida e o corpo, a saúde física e a mental.

A internet e as redes sociais amplificam o discurso de emagrecimento em uma proporção impossível de controlar. E aumentam o potencial de ganho financeiro com isso. Essa mentalidade alimenta uma indústria gigantesca de dietas, suplementos e remédios, além de cirurgias e tratamentos estéticos para modelar o corpo.

Os influenciadores de saúde, inclusive nutricionistas e médicos de todas as especialidades, mesmo que não tenham nada a ver com questões de peso, compartilham conteúdos que envolvem a indicação de remédios (incluindo os injetáveis, que viraram febre), suplementos e dietas para emagrecer, "turbinar" a saúde e viver mais. Muitos, talvez a maioria, não têm sequer conhecimentos básicos de nutrição, mas surfam na onda de confusão geral e desespero das pessoas para emagrecer.

Vejo muitos jovens, com diploma recente, que se intitulam experts ou especialistas e até professores, oferecem pós-graduações em assuntos diversos e complexos, sendo que começaram a estudar há menos de dois anos. E ainda se orgulham disso. São um ótimo exemplo do efeito Dunning-Kruger, descrito por dois psicólogos na década de 1990. Esse efeito explica um viés cognitivo segundo o qual pessoas que sabem pouco sobre determinado assunto superestimam e hipervalorizam o próprio conhecimento, falando com arrogância e autoridade, enquanto as que sabem muito não se sentem tão capacitadas assim a tratar dele.[12]

Em seus perfis com milhares de seguidores, alguns não só publicam todo tipo de desinformação sobre alimentação saudável como adotam a posição de educar outros profissionais sobre como também se tornarem influenciadores de saúde e bem-estar e fidelizar pacientes. Não há nada mais antiético. Fazem isso, por exemplo, passando programas de dietas que devem ser renovados mensalmente ou solicitando a repetição de exames em um curto intervalo de tempo. A pessoa gasta uma fortuna sem saber que não está sendo beneficiada e que, na maioria das vezes, tudo isso é desnecessário. Ela pode achar positivo, considerar uma demonstração de cuidado o profissional querer acompanhá-la a cada semana, e por isso acaba entrando nessa espécie de armadilha. A partir daí, cria-se uma relação de dependência, em que o paciente delega a sua autonomia e participação na própria melhora ao profissional e, com o tempo, perde a capacidade de pensar além do que ele manda.

> *Quanto mais o médico ou o nutricionista toma as rédeas do tratamento, mais impede o paciente de exercer sua consciência e autonomia. Com isso, ele não necessariamente ganha saúde, mas acaba se tornando um cliente fiel e dependente do profissional.*

Isso é exatamente o contrário do que deveria acontecer: fidelizar um paciente não é ajudá-lo a ganhar saúde nem autonomia.

Saúde vai além da alimentação e do tamanho do corpo. Pela definição da OMS: "Saúde é um estado de completo bem-estar físico, mental e social, e não somente ausência de afecções e patologias." Ou seja, envolve também o lado emocional e sua satisfação com seus relacionamentos e sua vida de modo geral. A saúde é multidisciplinar, e nenhum médico, nutricionista ou terapeuta pode se sentir o único dono da saúde de um paciente. Da mesma maneira, nenhum paciente com problemas de saúde deveria se sentir culpado por ter uma doença. Ninguém escolhe estar doente, ninguém escolhe ser gordo ou ter diabetes ou câncer. Infelizmente, muitos nesse universo do "foco, força e fé" se sentem culpados por não terem conseguido "vencer" a doença. O paciente precisa de acolhimento e orientações para reconquistar a saúde. Isso se faz passo a passo; no caso de uma doença crônica, cada passo é uma vitória.

O papel do profissional da saúde deve ser apoiar o indivíduo na adesão ao tratamento, para que receba alta o quanto antes – para "eliminar a necessidade do médico", como diz a frase que abre o capítulo. Trata-se de dar asas para ele conquistar autoconhecimento, autonomia, empoderamento, e não de criar uma relação de dependência. É importante transferir ao paciente a confiança e a tomada de decisões sobre o próprio tratamento como uma forma de ajudá-lo a desenvolver autonomia e autoeficácia, que é a confiança em si mesmo e em sua capacidade de lidar com as dificuldades. Falo para meus alunos que essa é a melhor forma de tratar um paciente, pois quanto mais rápido e satisfeito ele sair da terapia, maior a chance de indicar o seu trabalho e, assim, de o profissional ganhar outros clientes, se estivermos falando em saúde como um negócio.

No campo da saúde, existe uma diferença entre tratar alguém como um paciente e um cliente. É uma distinção sutil, mas que pode ter um impacto profundo no relacionamento entre profissionais da saúde e aqueles que buscam cuidados médicos. Ao chamar alguém de "cliente", podemos inconscientemente transformar a relação em um mero negócio. Passamos a enxergar a saúde como um serviço a ser comprado e vendido, no qual o foco pode se desviar da compreensão e do cuidado genuíno. Por outro lado, quando nos referimos a alguém como um "paciente", ressaltamos a importância do cuidado, da empatia e da terapia. Isso nos lembra que estamos lidando com seres humanos, com histórias únicas, preocupações, medos e esperanças. A relação se torna mais centrada na saúde e no bem-estar da pessoa. Quando tratamos os indivíduos como pacientes, a abordagem se torna mais abrangente. Buscamos entender não apenas os sintomas físicos, mas também os aspectos emocionais, psicológicos e sociais que podem estar afetando sua saúde. A confiança e a colaboração entre médico e paciente tendem a crescer, o que pode levar a melhores resultados no tratamento.

Os cuidados de saúde até podem ser vistos como um serviço, mas jamais como uma transação comercial. Estamos falando de uma relação de confiança e parceria que se cria com o objetivo de ajudar o paciente a construir a autonomia necessária para deixar de depender do profissional no cuidado à sua saúde. Trata-se de adesão, não de fidelização.

Quando tratamos alguém como paciente, significa que estamos aqui para cuidar, apoiar e ajudar, sem julgar, independentemente das circunstâncias. Médicos, nutricionistas, psicólogos, educadores físicos e outras categorias que se dedicam ao cuidado com o outro são profissionais de saúde, não vendedores.

Na minha prática, quando acho que um paciente está evoluindo bem, sugiro espaçar os encontros para que ele aprenda a se cuidar sem mim, e peço que volte dali a um mês ou até mais. Muitas vezes a primeira reação do paciente é arregalar os olhos e buscar uma confirmação: "Será, doutora Sophie?" Deixamos combinado que ele pode me chamar a qualquer momento se tiver algum problema. Mas é bem raro alguém retornar antes da hora. Quando acontece, explico que recaídas fazem parte do processo e tentamos de novo espaçar as sessões.

É triste, mas é cada vez mais raro encontrar pessoas que não se deixam guiar por dicas de influenciadores, informações dos meios de comunicação e recomendações de alguém, profissional da saúde ou não, sobre o que comer para ser "saudável". Com o tempo, isso confunde o indivíduo e leva a uma sensação de fracasso e incapacidade de cuidar do próprio corpo, como se não soubesse mais do que gosta e o que deve comer ou fazer. Já passou por isso? Lembre-se de que ninguém sabe melhor do que você mesmo o que funciona para você.

Conversando com professores na faculdade de nutrição, vemos que está havendo uma mudança no perfil dos alunos de graduação. Antes eram majoritariamente mulheres, agora há muitos homens e, o que é curioso, com estilo de vida de fisiculturista. Eles admitem sem pudor que querem receber o diploma para poderem prescrever suplementos esportivos. Já entram na universidade cheios de certezas sobre a ciência da nutrição. Muitos usam e abusam do terrorismo para atrair o público leigo ou até profissionais perdidos nas redes sociais, criticando os reais estudiosos – que fazem pesquisas, têm doutorado, pós-doutorado e divulgam um discurso moderado quando falam de saúde.

Quando for escolher com quem se consultar, escolha com cuidado, peça indicações, procure referências. Escute, mas lembre-se de que pode questionar as orientações recebidas e buscar uma segunda opinião caso não se sinta convencido ou confortável. Em vez de se impressionar com o número de seguidores, pesquise o currículo do profissional e não se iluda com um consultório chique. Ser influencer não quer dizer ser competente. E quantidade de seguidores não indica a qualidade dos estudos nem a seriedade da pessoa. Fuja de profissionais que se dizem especialistas em muitas coisas e gostam de discorrer sobre suas verdades absolutas, em vez de escutar o que você tem a dizer. Desconfie de atitudes que, embora tenham se tornado padrão nos consultórios de médicos, nutricionistas e outros profissionais da saúde, são antiéticas.

CUIDADO COM ESTES PROFISSIONAIS DA SAÚDE!

Hoje em dia, você deve considerar um sinal de alerta se, numa consulta com um médico de qualquer especialidade, um nutricionista ou outro profissional da saúde, ele não lhe perguntar como está seu sono e sua alimentação, se você faz atividade física regularmente e se é muito estressado no dia a dia. Isso indica que ou o profissional está desatualizado, ou não se importa de verdade com a sua saúde ampla e seu bem-estar. Todos esses aspectos precisam ser levados em consideração em uma avaliação de saúde, não apenas sintomas físicos ou a existência de uma doença.

Mas outras atitudes cada vez mais comuns nos consultórios revelam esquemas de todo tipo, envolvendo médicos, nutricionistas, laboratórios, farmácias e empresas fabricantes de remédios e suplementos. Os acordos são vantajosos para todas as partes, menos para o paciente.

Desconfie de profissionais que:

- Vendem produtos (remédios, suplementos ou fórmulas manipuladas) no consultório – e os recomendam como parte da terapia.
- Fazem exames (de sangue, genéticos, avaliação corporal ou tratamentos) no consultório e não indicam outra opção de lugar para realizá-los.
- Prescrevem remédios e suplementos como primeira opção de tratamento sem antes perguntar sobre seu estilo de vida e como está sua alimentação ou seu sono.
- Não explicam por que determinado exame ou produto que estão indicando é necessário.
- Usam discurso alimentar terrorista, mandando substituir ou parar de comer certos alimentos ou nutrientes.
- Focam somente no peso e prescrevem emagrecimento mesmo quando o peso não tem a ver com a queixa do paciente.
- Prometem emagrecimento e/ou longevidade por meio de dietas ou produtos.
- Indicam um laboratório ou uma farmácia específica para realização de exames e compra de remédios – pois provavelmente estão recebendo alguma coisa pela recomendação.
- Prescrevem produtos de determinada marca.
- Pedem exames em excesso, seja em quantidade ou em frequência.

A SAÚDE SE TORNOU UM GRANDE NEGÓCIO

O poder das indústrias de alimentos, remédios e suplementos é muito grande e só cresce. E os profissionais da saúde, assim como a população em geral, são fortemente influenciados por elas. No caso de médicos e nutricionistas, essa influência se dá numa espécie de permuta: eles podem ser convidados para congressos, seminários e outros encontros científicos de prestígio, com direito a uma série de regalias (de brindes a passagens aéreas, jantares chiques e hospedagens em ótimos hotéis), em troca de darem palestras e se tornarem porta-vozes de discursos e produtos que muitas vezes são produzidos pela empresa que convidou. Ou recebem uma comissão cada vez que receitam determinado remédio ou marca, ou quando indicam uma farmácia de manipulação ou um laboratório específico para realização de exames. Isso quando não prescrevem remédios ou produtos de empresas das quais são proprietários ou investidores.

Algumas sociedades médicas chegam a se vender às grandes empresas, firmando parcerias que incluem desde patrocínio para cursos de atualização para profissionais até apoio na elaboração de suas diretrizes oficiais. É o caso do sólido e longevo relacionamento entre a Sociedade Brasileira de Pediatria e marcas como Nestlé ou Danone, com risco de influenciar as recomendações de profissionais no meio pediátrico e outros que trabalham com alimentação infantil, contrariando as políticas oficiais do país – a saber, o *Guia alimentar para crianças brasileiras menores de 2 anos*, lançado em 2019 pelo Ministério da Saúde.

Tudo isso configura o que chamamos de conflito de interesses: quando um interesse secundário ou privado (na maioria das vezes ganho econômico, mas também de prestígio ou networking) se sobrepõe ao interesse primário, que deveria ser cuidar do bem-estar do paciente. São práticas que vão contra o bom senso e a ética em saúde.

A maior parte dos eventos voltados para obesidade e diabetes é patrocinada pelas indústrias farmacêutica e alimentícia, que são fabricantes de remédios, alimentos e suplementos. Os profissionais voltam animados, com a impressão de que aprenderam muita coisa, e passam a reproduzir o que ouviram ali, às vezes propagando mitos e noções simplistas de saúde e prescrevendo medicamentos e produtos como soluções mágicas para todos os casos. Muitos não percebem que estão incorrendo em uma relação que configura conflito de interesses. Outros fazem a escolha consciente de caminhar de mãos dadas com a indústria.

As grandes indústrias farmacêuticas e o mercado da "alimentação saudável" trabalham para criar a ilusão de que, comprando determinado produto ou serviço, você vai conseguir um corpo mais saudável, magro, bonito ou definido, viver mais tempo e ser mais feliz. Hoje são elas, e não somente a faculdade, que "educam" os profissionais da saúde. Com isso, fazem com que as pessoas acreditem que ser saudável custa caro – o que não é verdade – e alimentam a ideia de que cuidar da saúde é estar no controle o tempo todo, se esforçar, se privar, viver no "foco, força e fé".

O argumento das marcas para fazer a cabeça dos profissionais e dos pacientes é embasado em trabalhos científicos que, quando analisados com cautela e independência, muitas vezes são superficiais e mal conduzidos, têm os resultados distorcidos e manipulados ou omitem dados para servir aos interesses de seus financiadores – grandes marcas da indústria alimentícia ou farmacêutica.

Alguns anos atrás, fui convidada por uma grande fabricante de iogurtes para assistir a uma palestra sobre laticínios, iogurtes e lactose no Congresso da Sociedade Brasileira de Alimentação e Nutrição (SBAN). Foi uma boa apresentação, feita por uma profissional respeitada, sobre os benefícios do consumo de iogurtes naturais compostos só com dois ingredientes: leite e fermentos. Detalhe: a empresa não comercializava esse tipo de produto na época. Produzia somente iogurtes com adição de açúcares e adoçantes, nenhum natural. Ou seja, a palestrante não falou inverdades, mas omitiu que a marca contratante não fabricava o iogurte cheio de qualidades que ela acabara de enaltecer. Qual é o problema? O público que assiste sem um olhar atento associa os produtos do patrocinador a produtos de qualidade superior, quando não são. Como estava com tempo naquele dia, resolvi entrar em uma palestra sobre mitos e verdades sobre adoçantes. A sala estava cheia. Entendi que isso se devia ao interesse que o tema despertava e também ao palestrante, um jovem endocrinologista bonitão e muito carismático. Como uma boa aluna, sentei na primeira fileira para não perder nada. Fiquei assustada ao perceber que a apresentação só mostrou pontos positivos dos adoçantes! Como assim?

Fui checar a programação e vi que a palestra era patrocinada pela empresa que mais vendia adoçantes na época. Se eu só fui me dar conta depois, imagine quantos dos mais de mil nutricionistas que estavam presentes na sala, hipnotizados pelo médico galã, não foram influenciados pelo conteúdo apresentado ali. De novo, o profissional não mentiu em sua fala, mas deixou de destacar pontos delicados. Afinal, hoje sabemos que os adoçantes não são inofensivos para a saúde. Em maio de 2023, a OMS se posicionou contra seu uso para emagrecer, destacando o risco de piora do estado de saúde quando o consumo é regular. Falaremos sobre os adoçantes nos próximos capítulos.

Também já fui convidada para o lançamento, em uma das melhores churrascarias de São Paulo, de um novo iogurte proteico. O tema da apresentação eram as propriedades das proteínas na saciedade. O palestrante, um médico conhecido, falou bonito, mas "esqueceu" que o iogurte em questão era uma bomba de açúcar. Como pode?

Tenho muitos exemplos que mostram como costumam funcionar os eventos de saúde, bastante pautados pelo dinheiro e pouco pela ética. O que dizer de um grande congresso sobre obesidade infantil receber patrocínio de uma famosa marca de refrigerantes? Aconteceu aqui, e o Brasil foi criticado mundialmente por isso.

Uma paciente certa vez me contou que sua médica havia pedido uma bateria enorme de exames que incluíam testes genéticos e, depois de seis meses de tratamento, quis que ela fizesse tudo de novo, para acompanhamento. Para que refazer testes genéticos, se nossos genes não mudam ao longo da vida? Só consigo pensar que devia existir algum interesse financeiro por trás disso, afinal muitos profissionais ganham uma porcentagem do valor dos exames que solicitam.

O negócio da saúde cria modismos e lucra com eles, e os testes genéticos são um exemplo dessa prática. Não quero dizer que não tenham utilidade, mas vêm sendo indicados em excesso e sem necessidade. Tem mais: eles pouco ajudam se não forem bem interpretados, o que poucos profissionais estão capacitados a fazer. Já aconteceu comigo: um médico pediu um teste genético para um paciente dele (recebendo uma porcentagem do laboratório) e me indicou para interpretar o exame. Dá para acreditar?

E o que dizer da moda dos injetáveis usados indiscriminadamente para emagrecer? Trata-se de um negócio tão lucrativo que, em setembro de 2023, enquanto escrevo este capítulo, me deparei com a notícia de que a empresa fabricante do principal medicamento do tipo acabou de se tornar a mais valiosa da Europa, elevando seu valor de mercado para mais de 440 bilhões de dólares – o que equivale a mais do que o PIB da Dinamarca, país sede da farmacêutica.

Eu não aceito receber nada de nenhuma marca farmacêutica ou alimentícia, tampouco me associar a elas. Já fui muitas vezes convidada para participar como palestrante em eventos ou para ministrar cursos sobre temas que têm tudo a ver com minha área de atuação e meu discurso de nutrição com consciência. Mas em diversas ocasiões não aceitei, porque o convite estava atrelado ao lançamento de produtos que me recuso a recomendar. Poderia ganhar muito dinheiro assim, mas não quero perder minha independência de poder falar o que eu quiser sem dever nada a ninguém.

CAPÍTULO 2

Os erros da nutrição e da ciência da saúde

Do surgimento da ciência da nutrição como campo de estudo formal, no final do século XIX, até aqui, o papel dos profissionais e a função da comida na nossa vida foram bastante distorcidos. Do jeito que se coloca hoje, como se fosse uma ciência exata, preocupada com cálculo de calorias e propriedades nutricionais, a nutrição simplificou demais o alimento, categorizando-o como bom ou ruim, calórico ou saudável. Simplificou também o funcionamento complexo do corpo humano e sua interação com aquilo que comemos. Assim, acabou entrando em guerra com a alimentação, concentrando-se no que *não* comer, em vez de apontar alternativas para melhorar a qualidade do que colocamos no prato. É o reducionismo nutricional, já descrito anteriormente, que esquece que cada corpo é diferente e que comer é mais do que se nutrir fisiologicamente: é também um ato psicológico. A palavra "dieta", que significa "estilo de vida" em grego, se transformou em sinônimo de restrição e regime.

AFINAL, O QUE É SAUDÁVEL?

Minha jornada na nutrição começou no final dos anos 1980, quando estudei ciência do alimento durante minha graduação em engenharia agrônoma em Paris. Aprendi desde agricultura até as tecnologias da indústria alimentícia ou, como costumo dizer, o que acontece com o alimento, do grão até a lata. Mais tarde, depois de um período vivendo nos Estados Unidos, criando filhos pequenos e percebendo a quantidade enorme de informação confusa sobre alimentação que circulava, quis voltar a estudar e fiz a faculdade de nutrição. No curso, aprendi basicamente a calcular calorias e prescrever dieta. Desisti de atender em consultório e preferi continuar estudando. Sentia-me deslocada na profissão, pois não me conformava em ser fiscal do peso ou do prato das pessoas e ficar ditando regras do que elas deviam ou não comer – embora essa fosse a expectativa dos pacientes. Não quero ser comandante de ninguém; quero ajudar a conquistar saúde, autonomia e liberdade de escolha. Não posso nem vejo sentido em dizer o que um paciente tem que comer sem antes perguntar: "Como você está? O que gosta de comer? Como está a sua fome? O que você tem vontade de comer? Está com fome de quê?"

Meu desconforto me levou a querer entender de forma mais ampla como eu poderia ajudar as pessoas a viverem melhor e serem mais donas de si. Este livro contém muito do que aprendi ao longo da jornada até aqui. Peço a você, leitor ou leitora, que tenha a mente aberta para receber e refletir sobre o que vai encontrar, pois pode ir contra aquilo que vem sendo disseminado por profissionais da saúde, pseudoentendedores e influenciadores da internet. Sei que muita gente pode ficar desconfortável e irritada com minha posição.

Acredito mesmo que a maioria dos profissionais da saúde quer ajudar e tem noção de sua responsabilidade no cuidado com as pessoas. Percebi isso quando lancei a primeira edição de meu livro *O peso das dietas*, em 2014. Ele se tornou um best-seller instantâneo, e, além do sucesso enorme que fez entre o público leigo, me surpreendeu pelas centenas de mensagens que recebi de nutricionistas, médicos e psicólogos pedindo ajuda para conseguir atender sem o peso das dietas. Apesar disso, não podemos fechar os olhos para o fato de que há muitos profissionais que pensam, em primeiro lugar, em como lucrar com o fracasso das pessoas.

Nas minhas aulas e palestras, muitos se espantam quando digo que não existe alimento "ruim", que, sozinho, causará inflamação, fará a pessoa engordar, ter celulite ou desenvolver diabetes, e defendo que é possível ter saúde comendo de tudo. Cito exemplos de pessoas que eliminaram dezenas de quilos sem fazer dieta, e muitos ficam céticos ou desconfortáveis. Afinal, aprenderam que, para se alimentar, é preciso contar calorias e saber escolher os alimentos "certos" – e que, se for liberado comer de tudo o que quiser, vai comer com gula. Claro que não é isso que quero dizer.

Os próprios profissionais propagam, muitas vezes sem querer, mitos e informações erradas sobre a vigilância permanente da alimentação, do tipo "é preciso controlar tudo o que você consome" ou "tem que comer perfeitamente em todas as refeições para perder peso". Muita gente se sente culpada por não conseguir seguir orientações rígidas como essas; afinal, é impossível mesmo!

Nosso corpo é vivo e tem necessidades que não são iguais o tempo todo; a própria vida é flexível. Pense no seu jeito de respirar e imagine alguém mandando você inspirar e expirar a cada três segundos, mantendo esse ritmo ao longo do dia, até quando tiver que correr para pegar o ônibus. Você seria capaz de fazer isso? Claro que não! A sua respiração é sua e ninguém deve palpitar sobre ela. E se alguém falasse que você só pode fazer xixi a cada três horas e que, quando for ao banheiro, pode eliminar somente 30% do xixi, você obedeceria? Não tem como! Quando sente vontade de urinar, você faz tudo que precisa para ir ao banheiro e voltar à sua rotina aliviado. Respirar e fazer xixi são necessidades fisiológicas, ninguém pode fiscalizar. Comer também é uma necessidade fisiológica: por que a terceirizamos para alguém, mesmo que esse alguém seja um profissional da saúde?

O ser humano sempre soube o que fazer para se alimentar e se nutrir. No passado a dificuldade era conseguir a comida. Com o surgimento e o avanço da ciência da nutrição, o que mudou foi que aqueles que estudaram ganharam status de donos de todo o conhecimento sobre como cada indivíduo deveria cuidar do próprio corpo. E assim começamos a perder a conexão natural com nossa sabedoria e nossos sinais internos. A perda desse autoconhecimento é dramática, pois pode levar a adoecimento, contribuindo inclusive para a epidemia de doenças crônicas que estamos vivendo.

Quando se acredita que ser saudável é cortar açúcar, glúten e lactose, comer só alimentos orgânicos, contando calorias ou se privando de tudo o que é gostoso, a comida se torna uma inimiga, quando na verdade é uma aliada.

Essa mentalidade limitante do comer, voltada para o controle do peso e a escolha reducionista entre alimentos "bons" ou "ruins", fomenta a crença de que tudo seria uma questão simples, de saber comer a comida certa, no momento certo, para ter o corpo certo. Mas como eu, Sophie, nutricionista, posso saber melhor do que a Maria, minha paciente, o que ela precisa comer no almoço de quarta-feira para ter saúde e não engordar? Impossível! Não sei se ela estará com fome, sozinha em casa, no restaurante a quilo ou mesmo com amigos comendo uma feijoada. Não se trata de escolher com base em cálculos matemáticos ou em alimentos isolados. O corpo não é uma massa de modelar nem um objeto fácil de controlar. Pelo contrário, quanto mais se tenta controlá-lo, sem escutá-lo nem cuidar para atender suas necessidades básicas, maior é o risco de perder o controle com a chance de engordar, desequilibrar o apetite e o comportamento alimentar e prejudicar a saúde mental.

A imposição do controle, da busca da saúde e do peso perfeitos ajuda a explicar como nos tornamos uma sociedade que cria gordos e odeia gordos. Sim, não dá para negar que somos uma sociedade gordofóbica, que discrimina até mesmo crianças e adolescentes acima do peso ou "fora do padrão". Os jovens crescem escutando em casa e na escola, tanto dos amigos quanto de professores, que engordar é ser fracassado, a pior coisa que pode acontecer, que não devem comer certas coisas porque engordam, que têm que controlar o peso. Isso tudo enquanto veem pessoas sofrendo e fazendo loucuras em nome de uma alimentação e uma saúde "perfeitas". Não existe saúde perfeita nem comer perfeito.

A busca pela saúde, que é necessária e até natural, virou uma busca por emagrecer, por pesar menos e comer menos, quando o objetivo deveria ser comer melhor e sentir-se nutrido. Quando me perguntam o que é comer bem, respondo que é comer de tudo, sem restrição, sem culpa, permitindo-se sentir prazer, escutando o corpo e procurando respeitar as suas emoções e seus sinais de fome e saciedade. Comer melhor é comer com mais qualidade e com um comportamento melhor. Comendo melhor, você acaba comendo menos, e não o contrário.

O importante para a nutrição do corpo e para a saúde é o padrão alimentar ao longo da semana. No entanto, o discurso científico nutricional dá a entender que precisa haver um controle de cada refeição e que qualquer deslize na dieta levará a fracasso e risco de engordar. Ninguém engorda porque exagerou em uma refeição ou comeu demais no Natal ou na Páscoa. O corpo é sábio, e quando você confia nele percebe que ele é capaz de se autorregular. O excesso de regras e alertas é que nos faz perder a confiança no corpo.

Pense no bebê em fase de amamentação: ele tem sua sabedoria intacta e sabe comunicar quando está com fome e quando está satisfeito. Costumo dizer que, nos dias de hoje, o momento da amamentação é, para o ser humano, o momento de maior paz com a comida. Por quê? Porque, com a introdução alimentar e o controle de um adulto, muitas vezes inicia-se o peso das dietas. Quantas vezes a mãe ou o pai que vai dar comida à criança faz isso querendo alimentá-la perfeitamente? E com orientações rígidas! Isso é catastrófico para o futuro da saúde em nossa sociedade. Muitas vezes, quando atendo crianças no consultório, converso em primeiro lugar com os pais, tentando ensiná-los a ter confiança no corpo dos seus filhos. Já conheci famílias que receberam do pediatra a orientação de seguir dieta *low carb* para uma criança de 18 meses! Ela, coitada, chorava o dia inteiro na frente da geladeira e roubava o lanche do irmão mais velho.

Aconteceu de exagerar em uma refeição? Respire e entenda que isso é normal quando ocasional, e não um hábito. Nessa situação, a melhor saída é escutar o corpo e esperar a fome voltar – ela provavelmente vai demorar para voltar. O problema, quando se está desligado do corpo, é continuar seguindo recomendações muito rigorosas, que tendem a causar culpa a cada vez que a pessoa se desvia do plano. Isso não só prejudica seu bem-estar como pode fazê-lo comer mais, sabia?

Precisamos voltar a ter autonomia, parar de seguir regras rígidas e aprender a comer de maneira flexível e com consciência dos nossos sinais internos, lembrando que não existe um padrão único nem medidas perfeitas. Buscando cuidar e nutrir o corpo sem pensar somente em emagrecê-lo. Para quem está de dieta o tempo todo ou sofrendo com ganho de peso, escutar o corpo pode ser uma tarefa difícil, então vale a pena buscar profissionais da saúde que possam ajudar a resgatar essa essência. É possível? Sim, e não demora tanto, especialmente quando aceitamos que é importante sentir mais e pensar menos. Vale a pena tentar essa reconexão, que é a base da sua saúde. Em vez de focarmos apenas no resultado do peso perdido e não na saúde global, como tem sido a tendência da nutrição atualmente, deveríamos lembrar que o ser humano tem uma vida longa e que o ideal é não perder a nossa autorregulação e sabedoria.

Hoje existem muitas propostas de tratamentos para obesidade e perda de peso que buscam fazer você deixar de sentir fome, o que é preocupante no longo prazo. Enganar a fome é se enganar. Mesmo com o uso de remédios cada vez mais eficazes e capazes de atuar de maneira pontual na interação entre intestino e cérebro (que vamos explorar no próximo capítulo), sabemos que a regulação do apetite é complexa, num processo que envolve a participação de dezenas de neuroquímicos. A longo prazo, medidas desse tipo provavelmente levarão a uma cascata de adaptações, com risco de efeito rebote. Escrevi um capítulo sobre isso no livro *Nutrição em psiquiatria*.[1]

> *Comer não é um ato apenas racional, como tanta gente encara hoje. As emoções são inseparáveis do comer.*

O ser humano se nutre de alimentos e de sentimentos, e nem sempre que comemos é porque sentimos fome física – que surge quando o corpo sinaliza que precisamos abastecê-lo com comida. Podemos comer para aliviar emoções incômodas, para celebrar momentos alegres, para jogar conversa fora e até para matar uma vontade específica. Não há nada de errado nisso. O problema é quando confundimos tudo e comemos para aliviar qualquer dor ou mal-estar. Quando acontece de forma consciente e em paz, tudo faz parte de um comportamento alimentar saudável de um ser vivo. Afinal, não somos robôs.

Nada em nosso comportamento é guiado somente pela razão. Em todas as esferas da vida, nossas ações e decisões são resultado de um acordo invisível entre nosso eu emocional e o racional, dependentes e inseparáveis um do outro. Esse é o recado do neurocientista português António Damásio, de quem sou grande admiradora, no livro *O erro de Descartes: Emoção, razão e o cérebro humano*, que acabou se tornando um clássico.[2]

Quando se trata de saúde, também precisamos deixar de lado o pensamento cartesiano e dualista, que acredita que é possível viver e fazer escolhas com base somente naquilo que supostamente sabemos ou consideramos verdade. É imprescindível darmos mais espaço para o que sentimos e intuímos. O excesso de racionalidade resultou no que Gyorgy Scrinis chamou de nutricionismo, o foco exclusivamente científico na alimentação. O nutricionismo pode levar alguém a comer todos os dias frango com batata-doce porque é o que diz o plano alimentar (que é uma dieta restritiva) passado pelo profissional de nutrição ou pelo médico – que hoje estão mandando na nossa alimentação sem necessariamente terem estudado para isso. Os pacientes que seguem esses planos sem flexibilidade começam a perder saúde social, pois não vão mais a eventos ou levam a própria marmita a festas e restaurantes, deixando de lado uma parte do sentido da celebração. Perdem também saúde mental, pois podem desenvolver um comer transtornado em razão da grande preocupação acerca da comida e até um transtorno alimentar. Tudo porque colocam como objetivo algum aspecto físico associado ao peso, como uma barriga trincada ou uma musculatura definida. Nosso corpo se comunica conosco, e precisamos voltar a ouvi-lo. No entanto, o que vejo são pessoas cada vez mais desconectadas do próprio corpo, que lutam contra ele, em vez de respeitá-lo e cuidar dele.

Nós, profissionais da saúde, temos conhecimento teórico e prático que nos habilita a sermos parceiros importantes na jornada de se alimentar bem e viver melhor. Mas precisamos ter humildade e lembrar que as pessoas também têm um aspecto psicológico, que o comportamento é tão importante quanto o nutriente. Muitas das nossas escolhas e atitudes são determinadas por fatores individuais, às vezes registrados na memória e no inconsciente. Nenhum médico ou nutricionista conhece o paciente mais do que ele mesmo. Quero devolver esse poder a você que está lendo este livro e ajudá-lo a ganhar segurança para fazer suas próprias escolhas. Um bom jeito de começar é esclarecendo o que de fato está por trás dos principais erros sobre nutrição que ouço há anos. Erros que, de tanto serem divulgados por profissionais da saúde e nos meios de comunicação, reproduzidos pelo público, se tornaram quase verdades. Mas não são, pois não têm fundamento ou são resultado de interpretações equivocadas. Separei aqui quatro grandes erros da nutrição.

ERRO 1: CONTAR CALORIAS PARA CONTROLAR O PESO

"Fechar a boca e malhar." Há anos essa tem sido a estratégia usada pela maioria das pessoas para perder peso. Parece lógico. O raciocínio por trás dela se baseia na primeira lei da termodinâmica, segundo a qual nosso peso seria resultado das calorias que consumimos menos as calorias que gastamos. Em outras palavras, tudo que comemos e não gastamos seria armazenado no corpo na forma de gordura, e o que gastamos além do que ingerimos seria retirado de nossas reservas energéticas – seria aí que "queimaríamos gordura".

Mas essa é uma noção simplista demais e em parte responsável pelo fracasso da saúde atual. Ela serve bem aos adeptos do nutricionismo, aos reducionistas da nutrição e da saúde, aos fabricantes de alimentos que estampam o apelo de "zero caloria" ou "calorias reduzidas" no rótulo de seus produtos, aos profissionais de nutrição e atividade física que fazem cálculos e prescrevem dietas hipocalóricas muito precisas e controladas e indicam suplementos e treinos para estimular o metabolismo e aumentar a queima energética como se fossem soluções padronizadas. Nosso corpo é mais complexo do que isso, tem uma sabedoria própria e não obedece a cálculos matemáticos.

Em primeiro lugar, precisamos entender o que é a caloria. Essa unidade de medida de energia foi definida no século XIX, a partir de um experimento em laboratório para descobrir a quantidade de calor (ou energia) liberada por um objeto quando queimado. A noção de caloria e seu uso na nutrição vieram depois, servindo para o desenvolvimento de tabelas de composição de alimentos com seus valores calóricos. Nesse processo de avaliação em laboratório, foi demonstrado que a gordura produz 9 calorias por grama; e carboidratos e proteínas, 4 calorias por grama quando queimados. Aqui estamos falando de um conhecimento de física, ciência exata que estudei na engenharia e que estuda corpos inertes – ou seja, não vivos. Portanto, não é algo que deveria se aplicar ao funcionamento do organismo humano, que é do campo da biologia.

Nosso corpo tem um metabolismo particular e individual que estamos longe de entender completamente. Ele digere os alimentos (não queima, como em um incêndio), sendo que uma parte do que você consome não é digerida e acaba nutrindo a sua microbiota intestinal, e uma parte vai parar na privada quando você evacua. Ninguém sabe avaliar a porção que vai ser digerida e metabolizada e a que vai embora. *Ninguém*. Eu poderia parar a explicação por aqui.

Da mesma maneira, não temos como saber de que forma o corpo vai utilizar os nutrientes que recebe. Um exemplo é a crença de que tomar suplementação de colágeno vai deixar a pele mais firme e bonita. Pense nisto: a proteína do colágeno será digerida e os aminoácidos serão separados na digestão, mas ninguém é capaz de saber se seu corpo vai utilizar esses aminoácidos para reconstruir uma molécula de colágeno no seu corpo – provavelmente não vai. O corpo decide sozinho, em função de suas necessidades, para onde vai direcionar cada aminoácido.

Outra reflexão sobre a caloria é que, quando você enxerga somente as calorias da sua alimentação, acaba deixando de pensar na qualidade. Um exemplo: 150 calorias podem corresponder a uma lata de refrigerante ou um prato cheio de salada com pepino, tomate e cenoura. Mas quando você ingere essas 150 calorias, seu corpo recebe informações diferentes, não é? Ele vai metabolizar de maneira distinta 150 calorias vindas de um refrigerante (basicamente composto de açúcar e aditivos) e de um prato de verduras e legumes cheios de fibras e compostos bioativos. Nosso corpo não funciona com calorias, e sim com a informação complexa vinda da nossa alimentação. Ou, ainda, se compararmos as calorias de uma banana e as de uma barra de cereal industrializada: as duas também têm mais ou menos as mesmas 100 calorias. Mas qual é mais saudável? E nem sempre adianta escolher as versões light ou diet de alimentos e bebidas. Em muitos alimentos light, houve uma diminuição no teor de gordura do alimento, que, com isso, perdeu parte do sabor. Assim, para que o produto tivesse sabor e textura agradáveis e fosse atraente ao consumidor, os fabricantes acrescentaram açúcares ou outros carboidratos à sua fórmula. Essa troca diminui o valor calórico, mas pode modificar o perfil glicêmico da pessoa e aumentar a produção de insulina para dar conta da ingestão maior de açúcares. Ou seja, a substituição não compensa. Pensar apenas nas calorias faz a pessoa perder a noção de qualidade nutricional e virar uma "calculadora" de números, desligando-se dessa parte tão importante do comer que é a vontade e o ato de saborear. Esse motivo já deveria ser suficiente para esquecermos a contagem de calorias na alimentação.

O uso da caloria na nutrição foi uma tentativa de medir a quantidade de energia que determinado alimento contém e quanto precisamos comer diariamente para viver e desempenhar nossas atividades. Os alimentos são o combustível que permite o funcionamento do corpo. Ao digeri-los, nosso organismo os metaboliza em energia, que usamos para fazer digestão, respirar, realizar os batimentos cardíacos, pensar, dormir, e por aí vai. Na digestão, os alimentos são quebrados em nutrientes (não em calorias!), que serão aproveitados pelo organismo de acordo com suas necessidades. Precisamos de variedade de nutrientes, não só de calorias. De novo: não temos como saber o que realmente acontece com a comida depois que a comemos. Não dá para distinguir o que será transformado em nutriente e energia do que permanecerá no intestino e na microbiota e será excretado. Mas é certo que não "queimamos" calorias como se diz, pois elas não pegam fogo dentro de nós. Utilizamos a energia e os nutrientes contidos nos alimentos em processos altamente complexos.

Cálculos diários de consumo de calorias para homens e mulheres são sugeridos com base em dados populacionais para criar orientações gerais de alimentação. Embora essas recomendações sejam úteis para a elaboração de políticas públicas, elas não levam em conta a singularidade de cada pessoa, suas características individuais ou seu metabolismo. Portanto, não é possível estabelecer uma quantidade de calorias válida para todos os indivíduos.

De quanta energia diária necessita o corpo de uma executiva que trabalha em escritório, o de uma dona de casa com três filhos e o de uma atleta de alta performance? Além disso, a mesma pessoa terá processos e metabolismos diferentes ao longo da vida. Por exemplo, a mulher, quando entra na menopausa, sofre mudanças significativas no metabolismo. Uma delas é uma tendência natural à resistência à insulina, que fará com que ela tenha mais facilidade de ganhar gordura, especialmente na barriga, ainda que coma as mesmas coisas de sempre. Além do metabolismo e do tipo de rotina, a idade, o sexo, a genética, o nível de estresse e outros fatores influenciam esse número. Até a intensidade da fome e a vontade de comer, que não são iguais todos os dias, interferem na maneira como o corpo vai utilizar as calorias consumidas.

Calorias não indicam nada sobre o peso. Há 30 anos, dois estudos do pesquisador em genética e nutrição Claude Bouchard confirmaram que o peso é muito mais do que um cálculo de calorias e que a genética tem um papel importante nele. Os trabalhos compararam pares de gêmeos. Em um dos estudos, de 1990,[3] os irmãos comeram 1.000 calorias a mais do que o habitual durante mais de três meses. A intervenção demonstrou um ganho de peso médio de 8 quilos, sendo que a diferença variou de 4 a 14 quilos! O interessante é que o peso dos gêmeos aumentou de forma semelhante entre si, mostrando que a genética tem, sim, importância. Em 1994, Claude Bouchard avaliou o impacto da prática de exercícios físicos durante três meses para provocar um déficit calórico. A perda média de peso foi de 5 quilos, tendo alguns participantes perdido menos de um quilo e outros, 8 quilos. De novo, irmãos gêmeos tiveram resultados similares entre si. Nada mudou de 30 anos para cá: mesmo estando cientificamente comprovado, o que prevalece ainda é o discurso superficial do "comer menos e malhar mais" para obter um déficit calórico. Só que a perda de peso, além de não ser garantida, leva a reganho de peso em mais de 90% dos casos.

A ideia de contar calorias traz muitos prejuízos para a saúde e o bem-estar, além de não ajudar no manejo do peso a longo prazo. Primeiro porque reforça a mentalidade de dieta e distancia as pessoas da autonomia de se permitir comer buscando qualidade e sabor nos alimentos, em vez de valor calórico. Ao mesmo tempo, colabora para a demonização de comidas com mais calorias, como se fossem piores. Isso não faz sentido.

Já reparou que tudo que é gostoso é calórico, ou seja, não recomendado? Temos uma programação neural de milhares de anos que nos dá uma resposta de prazer no cérebro e no intestino com aquilo que tem energia. Os principais alimentos energéticos são os carboidratos e as gorduras – não é à toa que o chocolate é provavelmente o alimento mais recompensador para o ser humano. Quando nosso intuito é buscar recompensa na comida, lá vem a razão proibindo. Aí começa uma guerra sem fim de você contra você mesmo, da qual certamente sairá perdendo.

Restringir calorias só é positivo quando acontece de forma espontânea, como consequência de uma relação equilibrada com a comida, e não de alguma imposição. Vejo isso nos pacientes: quando param de se cobrar tanto, deixam de fazer dieta, se conectam com o corpo e se permitem comer o que gostam, a tendência é fazerem escolhas melhores. Quando pergunto se estão comendo menos, eles dizem que sim, às vezes até metade do que comiam antes, quando faziam restrições e tinham episódios de excesso. Em relação a doces, a redução é de 30% a 80% na quantidade, sem esforço e em paz. São números estimados a partir da percepção individual deles, mas que revelam que relaxar e confiar no corpo é mais eficiente do que se manter vigilante e em guerra consigo mesmo.

Comer pensando apenas nas calorias também tende a gerar ansiedade a cada refeição, como se tudo pudesse ir por água abaixo por causa de uma garfada a mais ou uma porção maior do que a permitida pelo nutricionista. Quanto sofrimento! Quando você exagera em uma refeição, o resultado provável é que vá ao banheiro mais vezes no dia ou no dia seguinte, afinal o corpo aproveitará só uma parte dos alimentos, enquanto o resto será eliminado com a evacuação. No entanto, vejo pessoas agindo como se fossem calculadoras de calorias, somando cada item de cada refeição para decidir se podem ou não comer sobremesa ou pedir um docinho para acompanhar o café. Minha dica: em vez de focar no cálculo de calorias ou de pontos, sugiro comer aquilo que você realmente quer, curtindo o momento, saboreando sem neura e, assim, percebendo como fica satisfeito mais cedo.

ERRO 2: DEMONIZAR A GORDURA

A ideia de que alimentos fontes de gordura deveriam ser evitados a qualquer custo começou a se espalhar nos anos 1960, quando a nutrição começou a focar mais nas calorias. Nos anos 1970, o "Seven Countries Study" (SCS) – um estudo epidemiológico longitudinal conduzido pelo cientista americano Ancel Keys que envolveu a população de sete países – apontou o consumo de gordura e colesterol como principal culpado pelo risco aumentado de desenvolver doenças cardiovasculares.[4] Essa foi a primeira grande pesquisa a investigar a dieta e o estilo de vida em busca de fatores de risco para essas doenças. Décadas depois, foi demonstrado que o trabalho apresentava erros de metodologia e rigor científico, mas àquela altura o estrago já estava feito: a gordura já tinha se tornado vilã, e o modo como nos alimentamos foi afetado drasticamente desde então. Nas décadas seguintes, a orientação de evitar gordura ganhou força com o incentivo da indústria alimentícia, que passou a lançar uma infinidade de produtos *light* e com teor de gordura reduzido, e com a popularização das dietas para perder peso. Note que já era o discurso reducionista da nutrição dando os primeiros sinais, focando nas calorias e começando a incentivar o negócio lucrativo na indústria alimentícia e farmacêutica.

Essa guerra contra a gordura parece ter sido iniciada e motivada pela indústria do açúcar, como mostra o interessante documentário *Sugar Coated* (2015). Nele, é revelada, com contratos assinados como provas, uma sofisticada estratégia envolvendo empresas da indústria do açúcar, pesquisadores da Universidade Harvard e agentes de publicidade para enfraquecer as crescentes evidências científicas a respeito dos efeitos deletérios desse ingrediente para a saúde. Com a atenção desviada dos malefícios do açúcar, o mundo atacou a gordura.

Quando se tem uma visão reducionista da nutrição, baseada na quantidade de calorias dos alimentos como parâmetro de escolha do que comer, é natural que se passe a evitar aqueles mais calóricos. Como comentei antes, um grama de gordura possui mais que o dobro de calorias de um grama de proteína ou carboidrato. Isso pode dar a impressão de que precisamos evitar a gordura e de que, comendo menos gordura, fica mais fácil emagrecer. Mas você deve lembrar que calorias são cálculos de energia, ou seja, consumir menos gordura significa entregar menos energia para o corpo realizar suas funções. E qual é a nossa tendência para compensar essa falta? Comer mais carboidrato, outro alimento energético. Ao mesmo tempo que começou a evitar a gordura, o mundo passou a consumir mais carboidratos, e não mais proteínas. Esse ataque à gordura provocou uma mudança no padrão alimentar humano das sociedades modernas. Como vemos, essa mudança não foi favorável à saúde pública.

E, assim, a mentalidade antigordura influenciou até a elaboração da pirâmide alimentar, proposta para educar as populações sobre o que seria uma alimentação equilibrada. A primeira versão brasileira da pirâmide, criada no final dos anos 1990, coloca óleos e gorduras no topo da figura e recomenda limitar a ingestão diária de produtos desse grupo, enquanto na base (ou seja, com presença predominante na dieta) ficam as fontes de carboidratos. Esse grande erro da nutrição certamente contribuiu para a epidemia atual de doenças crônicas, além de fortalecer o discurso reducionista da indústria e espalhar terrorismo nutricional ao reforçar a noção da gordura como vilã. Esses parâmetros foram atualizados há alguns anos, mas pouca coisa mudou no que diz respeito à indicação de consumo de gorduras. Infelizmente, a pirâmide, tão querida por nutricionistas e educadores, continua sendo ensinada em faculdades e ao público nas sessões de "educação alimentar".

De acordo com as evidências científicas mais recentes, hoje sabemos que a gordura não é a vilã da alimentação saudável nem a principal responsável pelo ganho de peso ou pelo aumento no risco de desenvolver diabetes e doenças do coração.

Mais do que isso: ela é essencial para a manutenção da saúde (assim como também são os carboidratos e as proteínas), pois participa de uma série de processos do organismo, da formação das membranas celulares à absorção de vitaminas dos alimentos, sendo essencial para a atividade do cérebro e a fabricação de hormônios. Um pouco de gordura na refeição a deixa mais saborosa e aumenta a saciedade e a satisfação, nos ajudando, portanto, a comer menos e podendo até facilitar o manejo do peso, em vez de atrapalhar.

É um engano achar que a gordura dos alimentos que consumimos se transforma automaticamente em gordura no corpo. Depois de ingerida, ela será quebrada e utilizada como combustível para que o organismo realize suas funções. É verdade que o consumo de alguns tipos de gordura deve ser moderado, e falarei disso adiante. Por outro lado, uma alimentação pobre neste nutriente, quando seguida por muito tempo, pode levar a diversos problemas de saúde, de mudanças na pele a alterações metabólicas, hormonais e de humor.

Venho de uma família de pessoas longevas, e me lembro do meu bisavô, com 97 anos, comendo livremente e com muito prazer porções generosas de manteiga, queijo e pratos da culinária francesa, conhecida por utilizar muita gordura. Na minha casa, o hábito de passar manteiga no pão é sagrado, não abro mão dele nem aceito outro jeito de começar o dia! Isso foi provavelmente o que me deixou resistente ao terrorismo nutricional espalhado por aqui. Não vou desistir da minha manteiga de manhã. Até hoje ninguém conseguiu comprovar que ela faz mal. No Brasil, principalmente em cidades do interior, gerações inteiras cresceram e envelheceram cozinhando com banha de porco, que durante anos foi considerada um veneno para a saúde. Da mesma forma, até agora não há evidências de que pessoas do interior ou populações mais velhas tivessem risco maior de doenças cardiovasculares. Se alguém souber da existência de evidências a esse respeito, pode me mandar, pois estou interessada em ler. Quando entra em guerra com um alimento ou um nutriente, é só você quem perde, pois está prejudicando sua saúde física e mental. O excesso de preocupação com a nossa comida sempre nos trouxe mais danos do que benefícios.

ERRO 3: FOCAR NO PESO COMO INDICADOR DE SAÚDE

Desde que a OMS passou a utilizar o IMC (índice de massa corporal) para classificação de peso "normal", sobrepeso e obesidade, no final dos anos 1990, o número de quilos que aparece na balança virou o primeiro dado solicitado em uma consulta médica ou nutricional e, assim, motivo de sofrimento e confusão para muita gente.

    O IMC é calculado dividindo-se o peso (em quilos) pela altura (em metros) ao quadrado (IMC = peso (kg) / altura (m)^2). Por exemplo, uma pessoa com 60 quilos e 1,65 metro de altura tem IMC 22 kg/m^2, ou seja: 60 / (1,65 × 1,65) = 22,04. Segundo a regra da OMS, resultados até 25 indicam peso saudável; acima disso representam sobrepeso; e de 30 em diante significam obesidade. Essa divisão meramente matemática vem sendo reconsiderada, porque é imprecisa. Por exemplo, um atleta com bastante massa muscular pode facilmente cair na classificação de sobrepeso ou até obesidade, o que não faz sentido. Afinal, músculos também contam para o peso, não apenas gordura.

Simplificar a saúde ao número na balança teve uma repercussão drástica no nosso sistema de saúde e na nossa saúde física e mental.

Nutricionistas e médicos são treinados para dar muita atenção ao peso, e o paciente aprendeu a fazer isso também. De certa forma, é rápido e conveniente: é só subir na balança e, com base no que aparece, o profissional diz "você precisa emagrecer tantos quilos". Ou culpa o peso por todo tipo de queixa, de dor nas costas até dificuldade para dormir. Muitos estipulam uma meta de quilos a serem perdidos em determinado prazo ou até a próxima consulta, deixando o paciente como se fosse responsável pelo tratamento. O paciente gordo incomoda, pois não existe protocolo eficaz a prescrever para fazê-lo emagrecer rapidamente. Muitas vezes ele sai do consultório mais perdido do que entrou, duvidando de si mesmo e achando que está fazendo tudo errado.

Com essa conduta, os profissionais da saúde acabam induzindo pessoas que estão equilibradas – até então de bem com o próprio corpo, ainda que com um pouco de peso a mais – a entrar na espiral de fazer dieta restritiva, desregular o metabolismo e bagunçar o próprio comportamento alimentar tentando enganar a própria fome. Muitos pacientes contam que começaram a engordar depois que passaram a fazer dieta para emagrecer. Ainda que os recentes remédios injetáveis pareçam uma solução animadora – afinal os médicos, enfim, têm algo que podem prescrever para ajudar o paciente a "emagrecer"–, é muito provável que apresentem efeitos secundários a longo prazo. A própria marca já adverte sobre um reganho de peso após a suspensão do uso, e vemos um efeito de reganho de peso após 18 meses de uso contínuo. Não existe milagre...

Uma prova de que o IMC não serve para medir o nível de saúde: um levantamento recente feito com milhares de pessoas na Dinamarca revelou que as que têm menor risco de morte são aquelas com índice na casa de 27, ou seja, com sobrepeso.[5] Então, vamos mandar todo mundo emagrecer? Não! A melhor recomendação para alguém acima do peso não é necessariamente emagrecer, mas sim não engordar mais. É diferente! O mundo está obcecado por emagrecer, quando deveria tentar comer melhor. Repetir a ideia de que sempre tem que perder um pouco de peso leva o paciente a agredir o corpo para conseguir um número na balança que não diz nada sobre ele e seu estilo de vida. Em vez de pensar em emagrecer a qualquer custo, é mais indicado melhorar os hábitos (em relação a alimentação, sono, prática de exercícios e lazer) para se chegar a um peso saudável como consequência.

A patrulha do peso aparece em todas as fases da vida, não poupando nem as crianças. E as autoridades médicas contribuem para isso. Em janeiro de 2023,[6] a Academia Americana de Pediatria divulgou novas diretrizes para o tratamento de obesidade infantil. Meu susto com as novas diretrizes foi ver que exageram na medicalização do problema do peso da criança e colocam uma pressão enorme sobre pais e filhos. De acordo com as novas orientações, os pediatras devem monitorar intensivamente a curva de peso infantil, alertando para alterações mínimas na balança e recomendando restrições alimentares se a criança engordar, mesmo que sejam apenas alguns gramas. Pior: são encorajados a prescrever remédios para emagrecer a pacientes a partir de 12 anos e cirurgia bariátrica dos 13 em diante. Um absurdo. Lamento esse retrocesso, pois, em 2016,[7] uma diretriz sensacional da mesma associação tinha incentivado a não recomendar dieta restritiva e não focar no peso das crianças como maior prevenção contra obesidade e transtornos alimentares. Por que uma mudança tão grande? Com certeza isso vai contribuir para o fracasso da saúde das gerações futuras, enquanto quem se beneficia são as grandes indústrias.

Esse tipo de abordagem não prejudica somente a criança, mas a família inteira. O corpo desses pequenos pacientes está em desenvolvimento, é normal que haja oscilações de peso à medida que crescem. Da infância à adolescência eles sentem fome, estão descobrindo do que gostam e não gostam, e atacar o apetite recomendando restrição poderá causar um estrago muito maior do que o suposto perigo que um pouco de peso a mais pode representar. Quanto aos pais, eles acabam se sentindo pressionados, culpados e exaustos por acharem que têm que controlar os filhos, mudar toda a rotina doméstica em função do que "podem" comer e, ainda por cima, vê-los tristes. Se, para os adultos, fazer dieta traz infelicidade, imagine para as crianças.

Atendi uma garota de 13 anos que, segundo a mãe, comia de tudo até ser influenciada pelas conversas sobre peso e calorias que ouvia das amigas na escola. Uma delas, bailarina, tinha uma relação conturbada com o corpo e um discurso terrorista de que tudo engorda e faz mal. Nessa idade, meninos e meninas são vulneráveis e querem se encaixar, é natural que se deixem levar pela opinião da turma. Foi o que aconteceu com essa paciente, que não apenas parou de comer vários alimentos, como passou a sentir um medo intenso, a ponto de ter taquicardia, só de olhar coisas de que antes gostava, como sorvete e bolo de chocolate.

Incentivar qualquer nível de vigilância sobre o peso e o corpo é prejudicial em qualquer idade, mais ainda entre os jovens, cujo cérebro está em formação. Mensagens de alerta do tipo "não coma isso porque engorda" ficam registradas como memórias de que aquele alimento representa perigo, criando uma espécie de trauma que é muito difícil superar.

A gravidez é outro período cercado de dúvidas e desinformação em relação ao peso. O bombardeio começa antes mesmo que a gestação ocorra, com médicos e pessoas intrometidas no geral mandando a mulher emagrecer, senão o excesso de peso trará uma série de problemas para a mãe e o bebê. Tive pacientes que queriam muito engravidar de um segundo ou terceiro filho, mas o ginecologista as proibira antes que perdessem 5 ou 6 quilos. É verdade que a obesidade representa um risco maior em diversos aspectos, mas não é mandando emagrecer de maneira brusca que se resolve a questão. A mulher grávida passa por um turbilhão hormonal que afeta a fome, a saciedade e as emoções. Perder muito peso antes aumenta as chances de ganhar mais ainda depois, durante a gestação. O importante é investir em uma gravidez saudável, acompanhando o peso e evitando oscilações além das previstas para esse momento.

Muitas mulheres contam que fizeram dieta pela primeira vez depois de darem à luz, por causa da cobrança (própria e dos outros) para recuperarem depressa a forma que tinham antes da gestação. Geralmente é aí que começam a perder o controle do corpo e da fome. Você, leitora que deseja ser mãe mas fica insegura com comentários de que "filho estraga o corpo" ou tem medo de engordar demais, relaxe. Nosso corpo é inteligente, ele sabe do que precisa para estar bem, confie nele.

ERRO 4: FAZER DIETA PARA CONTROLAR O PESO E INCENTIVAR O EMAGRECIMENTO

Pode parecer contraditório, mas, entre os diversos fatores que levam uma pessoa a engordar, o costume de fazer dieta é um dos principais. Já expliquei que parar de comer não funciona para emagrecer, porque depois da restrição vem o efeito rebote, que traz ao paciente muita fome e muito ganho de peso, além de um maior risco de desenvolver alterações metabólicas e até prejuízo emocional por se sentir fracassado e sem controle sobre si mesmo. Nosso corpo é inteligente e adaptável: quando desrespeitamos o apetite e a vontade de comer, bloqueando-os com o uso de medicamentos ou com privação de alimento, o cérebro trata de encontrar inúmeras outras vias para essas sensações se manifestarem. Não tente enganar seu corpo e seu cérebro.

Quanto mais você vive em guerra com a comida e desregula seu comportamento alimentar submetendo-se a restrições e se guiando por regras impostas por alguém que não você mesmo (mídia, influenciador, nutricionista, médico, terapeuta ou o coach da vez...), mais rápido vira um comedor emocional, que usa a comida como um refúgio. O problema é que quando está triste, ansioso ou entediado não é brócolis ou cenoura que você vai procurar, não é verdade? As escolhas são comidas que dão energia e recompensa, como chocolate, doces e outras coisas que geralmente não são opções para quem está de dieta, porque são as que supostamente fazem engordar. Quanto mais se tenta controlar, mais se perde o controle. Acontece com você?

Viver com a mentalidade de dieta, achando que precisa controlar tudo que come porque senão vai sair do peso, é uma grande fonte de sofrimento. O que é pior: um sofrimento desnecessário. Ninguém engorda por comer um bombom quando sente vontade, por repetir o prato em uma refeição gostosa ou porque exagerou no fim de semana. O que pode modular o peso é o padrão de alimentação: exageros repetidos e o comer emocional.

Às vezes me perguntam: "Então, se não é para fazer dieta, posso comer tudo, sem me preocupar com nada?" Não fazer dieta não é comer tudo e não se preocupar com nada, e sim ter consciência na hora de comer e se permitir comer de tudo, mas não tudo. Para isso é importante reorganizar a sua relação com a alimentação para incluir mais comida fresca e caseira, parar de se preocupar com calorias e nutrientes e aprender a prestar atenção nos sinais de fome e saciedade. Para ajudar nesse processo, é bom saber responder à pergunta "Estou com fome de quê?", ter uma rotina, tentando comer em horários regulares, e cozinhar mais em casa.

Atendo várias pessoas que chegam ao consultório dizendo "eu como de forma saudável", e quando escuto isso já imagino o que vem em seguida. Ao entrar em detalhes para entender o que querem dizer com isso e como posso ajudá-las, confirmo o tamanho da confusão que existe em torno do que é ser saudável. Frutas e vegetais? Só orgânicos. Refeições em horários regrados. Alguns nutrientes e produtos banidos da rotina. Reposição de vitaminas e minerais via suplementos, e por aí vai. Alguns desses pacientes são (ou se consideram) muito bem-informados sobre nutrição, já se consultaram com diferentes nutricionistas (às vezes, até percebo que querem me testar para ver se o que digo bate com o que já ouviram por aí), conhecem os temas e ingredientes do momento, mas nem por isso estão fazendo boas escolhas de alimentação. De novo, é o excesso de informação gerando desinformação!

Quando você decide o que comer segundo regras do que seria certo ou saudável, está considerando apenas a parte racional do comer e deixando de lado a parte emocional. Isso é restrição cognitiva. Resultado: mesmo sem fazer dieta restritiva, mesmo sem passar fome, acaba passando vontade de muita coisa, pois não está escutando o próprio corpo e a própria fome. No princípio, esse excesso de disciplina ao comer pode trazer uma percepção de autocuidado e dar a sensação de que é uma coisa boa a se fazer pela saúde, só que não é bem assim. Ter conhecimento, atenção e até controle pode ser interessante, mas flexibilidade e permissão são muito importantes também. Uma hora o cérebro vai reclamar alguma recompensa; afinal, comer também é prazer. Daí é provável que você ataque comidas gostosas para compensar as privações.

Algumas dietas são necessárias e têm função terapêutica, sendo adotadas em casos de doenças cujo controle depende da restrição ou moderação no consumo de certos alimentos ou nutrientes. Um exemplo é a doença celíaca, que ocorre por uma reação imunológica à ingestão do glúten, uma proteína encontrada no trigo e em outros cereais, e pode causar complicações sérias. Cerca de 2% da população tem essa patologia, que pede mesmo uma restrição alimentar: a eliminação do glúten. No entanto, de repente todo mundo parou de comer pão e passou a fazer substituições pensando apenas em abolir o glúten do dia a dia.

A moda do "sem glúten" está presente entre nós há uns 10 anos, muitas vezes com o objetivo de emagrecer. Quando alguém tira pão, pizza, bolo e biscoitos da vida pode mesmo emagrecer em poucas semanas, e isso ajudou a vender o "sucesso" desse tipo de restrição. O problema é que depois podem vir à tona o comer emocional e episódios de perda de controle com os alimentos "proibidos". O glúten vai continuar sendo considerado um vilão, infelizmente. Entretanto, quem está atualizado sabe que hoje temos muitos dados científicos capazes de comprovar que a maioria das pessoas não tem por que parar de consumir glúten e que ele é até benéfico para a microbiota.

Outro modismo foi o da dieta cetogênica, que elimina carboidratos e aumenta o consumo de gorduras. Ela tem benefícios comprovados no tratamento de crianças com epilepsia – eu cheguei a trabalhar em um grupo de dieta cetogênica voltado a esse público em um hospital em Paris –, mas não quer dizer que seja benéfica para todas as pessoas ou indicada para perder peso. Existe uma indústria que se aproveita das descobertas da ciência e as usa de modo distorcido para vender dietas e produtos. Não caia nessa armadilha.

Você talvez se lembre da febre da dieta Dukan no começo dos anos 2000. Seu idealizador, o agora ex-médico francês Pierre Dukan, convenceu milhares de pessoas no mundo inteiro de que adotar uma alimentação baseada em proteínas era uma boa estratégia para emagrecer depressa – e, claro, ganhou bastante dinheiro com isso. O resultado foi um desastre de saúde que culminou no banimento do profissional do colegiado de médicos francês, por promover um método sem evidência científica, que colocava em risco a saúde cardiovascular e renal e que, além disso, era impossível de seguir por muito tempo – como toda dieta. Várias das minhas amigas francesas aderiram à dieta Dukan e se arrependem profundamente, pois emagreceram, mas voltaram a engordar muito em seguida, o que acabou gerando grande insatisfação com o corpo e desregulando a relação com a comida e a fome.

Esse tipo de dieta, já chamada de Atkins, passou a ser chamada de *low carb*. O problema é que diminuir o consumo de carboidratos pode até fazer sentido na nossa alimentação, pois acabamos consumindo uma quantidade exagerada deles tentando evitar a gordura. As dietas *low carb* da moda, muitas vezes encaradas como *no carb*, por serem muito restritivas em carboidratos, geram um resultado visível no começo e depois um fracasso quase inevitável de engordar tudo de novo, com mais obsessão por carboidratos e mais comer emocional. Ouço bastante a seguinte reclamação: "Doutora Sophie, virei uma formiga depois que cortei carboidratos, eu não era assim!" Pelo que vejo com os meus pacientes, é uma das dietas que mais geram compulsões.

Dietas restritivas sempre existiram; tenho pacientes que fazem alguma há mais de cinquenta anos. Na França, onde a cultura de comer com prazer é muito forte, a indústria das dietas ainda não tem a mesma força que nos Estados Unidos e no Brasil, por exemplo, mas está indo por esse caminho. O fenômeno mundial da dieta Dukan contribuiu para isso, assim como uma mudança gradual para um modelo globalizado de alimentação. Como consequência, os casos de obesidade e outras doenças crônicas estão aumentando no país, junto com as vendas de remédios para emagrecer e o número de cirurgias bariátricas.

Uma curiosidade: você sabia que muitos pets hoje estão enfrentando uma epidemia de obesidade e doenças crônicas? Ouço isso de vários pacientes que são "pais de pets". Uma hipótese que tenho é de que muitos animais domésticos estão comendo ração, ou seja, alimentação ultraprocessada, sem ter sua fome respeitada pelo humano que cuida deles e que, muitas vezes, não está conectado com o próprio corpo. Famintos, os bichos avançam na comida sempre que ela está disponível, é natural, e acabam ganhando peso se essa dinâmica vira rotina. Solto na natureza, um animal dificilmente desenvolve obesidade porque se autorregula. Pense em um leão: ele vai à caça quando sente fome. Depois, pode ficar dias sem se alimentar e só vai buscar comida outra vez quando voltar a sentir fome. Nós, humanos, nascemos com essa mesma sabedoria interna, mas a perdemos em nossa vida moderna, cheia de estímulos e informação. É urgente resgatá-la e tentar transmitir às nossas crianças esse respeito à sabedoria do corpo. Caso contrário, estaremos criando mais uma geração que não sabe respeitar o funcionamento do próprio corpo nem cuidar dele, e portanto pode adoecer.

* * *

Pensei muito sobre quais seriam os maiores erros da nutrição e demorei para destacar os quatro que acabei de detalhar: simplificar a nutrição em cálculo de calorias, demonizar a gordura alimentar e corporal, focar somente no peso e fazer dieta são, ao meu ver, os grandes culpados pela derrocada mundial da saúde humana. Trata-se de uma cascata de entendimentos equivocados que levam a uma série de erros nos tratamentos, que, em vez de melhorar, podem piorar a saúde das pessoas. Isso vale não apenas para a obesidade, mas para condições como diabetes, colesterol alto, câncer, doença renal e até no manejo da gravidez.

Recentemente, foi com muita tristeza que escutei de uma amiga querida que perdeu o marido por causa de um infarto que "ele não se cuidava, não fazia as coisas certas", como que responsabilizando-o pelo colapso da própria saúde. Como culpá-lo, se ele, que tinha diabetes tipo 2 e perdas de controle da alimentação à noite, o tempo todo ouvia coisas do tipo "Você tem que emagrecer", "Não pode comer isso e aquilo", e se esforçava para fazê-lo? Ele provavelmente tentou "se cuidar" e "fazer a coisa certa", mas estava preso em um círculo vicioso de metabolismo desequilibrado e comportamentos alimentares que tiravam dele o controle de sua força de vontade. A questão não é tão simples quanto o senso comum costuma sugerir, e ele era mais vítima do que culpado pelo fracasso da própria saúde. Foi o que eu disse à minha amiga na tentativa de acolher seu desabafo. É algo sério a se pensar: e se o que aprendemos a chamar de "nos cuidar" for justamente o que está nos adoecendo?

CAPÍTULO 3

As novas ciências que derrubam paradigmas

Como nutricionista e engenheira agrônoma, estudei biologia, matemática, física e química. As três últimas disciplinas citadas têm uma abordagem de estudo muito diferente da primeira: em matemática, física e química, aprendemos fórmulas e cálculos que podem ser decorados, enquanto, na biologia, tudo começa por olhar para um sistema como um todo, para então descrever e entender o que acontece em seus vários ciclos de vida. Estudar a biologia, a fisiologia e o metabolismo de um sistema vivo exige humildade e curiosidade. É preciso começar pela observação para só depois tentar explicar qualquer coisa. No entanto, parece que hoje o ser humano acha que já sabe tudo antes de observar e questionar. Isso resulta em erros e confusão a respeito de como funciona o equilíbrio de um ser vivo.

Muito cedo entendi que biologia não é uma ciência exata, que ela envolve o estudo da interação de vários atores, dos microscopicamente pequenos até os maiores. Trabalhamos com hipóteses e riscos, raramente com certezas. Ao longo do tempo, entendemos que tudo é muito mais complexo do que se pensa! Imagine a minha surpresa quando me formei em nutrição e me deparei com o primeiro princípio da termodinâmica, uma lei fundamental da física para a compreensão dos sistemas inertes, sendo aplicada ao sistema vivo provavelmente mais sofisticado que existe: o corpo humano.

As regras que a faculdade ensinava também não combinavam com o que eu vivia no meu corpo nem batia com minha experiência prática educando quatro filhos saudáveis e muito diferentes entre si. Quando se tem vários filhos, é maravilhoso perceber que cada um tem o seu equilíbrio próprio, sua sabedoria interna, e não adianta querer controlar o que comem, mas sim aprender com cada um, acompanhando, cuidando com respeito, dançando com suas diferenças. Por que não seria assim também com meus pacientes? A nutrição é uma ciência dentro da biologia, portanto lida com a imensa variabilidade dos sistemas vivos. Eu não queria atender em consultório depois de me formar, pois me sentia incapaz de usar o que tinha aprendido para orientar pacientes a comer melhor. Esse era meu objetivo. Preferi continuar pesquisando.

Com o tempo, percebi quanta confusão existe na interpretação das informações científicas divulgadas nos meios de comunicação e até em revistas especializadas. Muitos profissionais da saúde e jornalistas se baseiam em cálculos e raciocínios simples para explicar fenômenos complexos, se equivocam com o que é associação e causalidade de fatos e simplificam conclusões, muitas vezes com o objetivo de conseguir mais alcance na divulgação da informação que produzem. A verdade é que poucos sabem interpretar corretamente os resultados de pesquisas. Não que seja fácil, afinal alguns vieses podem atrapalhar a compreensão. Não vou me estender, porque meu propósito não é fazer de você um cientista apto a ler dados de pesquisas. Quero apenas deixá-lo ciente de que é preciso ter cautela, que você não deve acreditar em tudo que encontra com o rótulo de informação relevante em saúde e nutrição. Não é porque está publicado em um veículo de grande circulação que determinada informação é verdadeira ou tem comprovação científica de fato.

Especialmente na área da nutrição, alguns periódicos publicam resultados muito fracos do ponto de vista científico. Por exemplo, um estudo que avalie menos de 20 pessoas comendo uma castanha-do-pará ou tomando uma taça de vinho tinto por dia e conclua que isso diminui o colesterol não pode ser levado a sério. Esse tipo de informação não comprova que foi a castanha ou o vinho que atuou no colesterol nem que todas as pessoas que seguirem isso terão o mesmo resultado. Outros fatores podem interferir no quadro e precisam ser analisados. O funcionamento do ser humano é muito mais complexo do que isso.

Sem falar que também existem as chamadas publicações (revistas e periódicos) predatórias (*predatory journals*, em inglês), que divulgam, geralmente em troca de pagamento, resultados de pesquisas incompletas ou sem terem sido submetidos a revisão. Dá para acreditar?

Gosto de dar aos meus alunos um exemplo que escutei de um professor que ensinava a interpretar resultados estatísticos na engenharia. Ele citou um estudo nos Estados Unidos que avaliou a importância do uso de capacete ao andar de moto. Foram comparados os números de feridos em dois estados do país com legislações de trânsito diferentes: em um o capacete era obrigatório; no outro, não. Ao final do tempo estipulado para a pesquisa, o hospital que registrou menos feridos foi aquele na região em que usar capacete não era obrigatório. A conclusão poderia ser que o uso do capacete não deveria ser obrigatório. Porém, investigando as ocorrências, o que aconteceu foi que, sem capacete, muitos morreram na hora e por isso nem chegaram ao hospital. Isso mostra que é preciso analisar todo o contexto antes de concluir qualquer coisa a partir de resultados científicos.

Outro exemplo é o do café, que em vários estudos foi associado a maior risco de morte e, com isso, demonizado como uma bebida não saudável. Quando as análises estatísticas passaram a fazer cálculos independentes de outros fatores, como o hábito de fumar, que muitas vezes vinha junto do café, viram que o café, em doses moderadas, no fim das contas é até benéfico para a saúde – desde que a pessoa não fume, pois era o tabagismo que aumentava o risco de morte.

Muitas das informações de saúde divulgadas utilizam dados epidemiológicos de forma inadequada. A epidemiologia trabalha com estudos populacionais e médias que servem para orientar a formulação de políticas públicas de saúde, mas os dados obtidos não podem ser aplicados ao indivíduo. Observar populações pode ajudar a avaliar os fatores de risco de doenças e fazer associações com hábitos e comportamentos, mas não indicar com certeza a causa de nada. É importante entender a diferença entre associação e causalidade. Veja o exemplo bem atual de estudos relacionando o maior consumo de produtos ultraprocessados ao aumento do risco de ter obesidade ou morte. Vários já publicaram resultados que renderam manchetes na imprensa dizendo que comer ultraprocessados causa obesidade (ou morte, infarto, câncer... tem de tudo). Porém, mesmo que em uma população a ingestão desses produtos seja alta, é possível afirmar que esta é a causa de tais males de saúde? O consumo de mais ultraprocessados está, sim, associado a mais risco de doença e morte, mas não passa disso: uma associação. E associação não é causalidade. Não podemos dizer que comer ultraprocessados *causa* doença ou morte. Há vários outros fatores de estilo de vida e comportamento nessa equação: quais são os hábitos das pessoas? Elas estão cozinhando menos? Sabem da importância da alimentação para a saúde? Será que têm comer emocional? Os fatores são múltiplos e precisamos ter cautela ao interpretar os resultados de estudos epidemiológicos. Infelizmente, na imprensa e nas redes sociais não existe esse cuidado, e o resultado são chamadas sensacionalistas e com informações erradas.

Para estudar as relações entre o consumo de ultraprocessados e condições como obesidade, câncer ou diabetes, que são crônicas e se instalam devagar, são necessários estudos randomizados controlados, nos quais se comparam duas populações, uma sendo nutrida com ultraprocessados e outra não, durante pelo menos 10 anos. Isso é algo impossível de se fazer porque teria um custo enorme, além de ser inviável controlar a alimentação cotidiana de pessoas ao longo de tanto tempo. Tampouco seria ético induzir uma população a se alimentar de ultraprocessados, sendo que existe uma associação com a piora da saúde. O único estudo randomizado e controlado realizado até hoje foi o do pesquisador americano Kevin Hall,[1] que reuniu 20 pessoas (sim, somente 20, pois esse tipo de pesquisa custa milhões de dólares) em uma intervenção de um mês em um lugar fechado onde podiam se alimentar à vontade. Ali, um grupo de 10 pessoas recebeu comida fresca e caseira durante as primeiras duas semanas e nas outras duas semanas recebeu uma alimentação composta de ultraprocessados. O outro grupo de 10 pessoas fez o contrário. O resultado mostrou que, nas duas semanas de alimentação ultraprocessada, todos ingeriram mais calorias (em média 500 calorias a mais por dia) e engordaram em média 800 gramas. Lembrando que comiam à vontade. Ou seja, comeram mais quando consumiram comida ultraprocessada.

A conclusão da experiência foi que comer ultraprocessados pode fazer engordar. Neste caso, sim, foi mostrado claramente que a causa do ganho de peso é o tipo de alimento, pois o ambiente era controlado. Prefiro dizer que comer ultraprocessados "pode" fazer engordar porque não temos a certeza de que isso não se atenuaria com mais tempo de exposição a esses alimentos, já que o estudo foi curto, a vida é longa e o corpo tem uma capacidade maravilhosa de voltar ao equilíbrio.

Sempre que se deparar com alguma informação sensacionalista é importante desconfiar, usar o bom senso e questionar: ela vem de uma fonte científica? É um estudo de qualidade? Tem patrocínio ou possível conflito de interesses? Foram usados animais ou humanos? O que a ciência diz? Será que a interpretação dos resultados está correta? Busque entender se por trás da informação não há alguém querendo vender algum produto.

Ninguém lucra vendendo os benefícios da comida fresca e caseira, só a sua saúde.

E quanto mais saudável você estiver, menos tenderá a movimentar as engrenagens do negócio da saúde (ou seria mais correto dizer "o negócio da doença"?).

Ao mesmo tempo que os avanços da ciência possibilitam que as pessoas se conheçam e vivam melhor, existe muita pseudociência jogando contra esse esforço. Pensando bem, acho que propagadores de soluções mágicas para supostamente vender saúde não são um fenômeno de hoje. Isso me faz lembrar os antigos filmes de faroeste americano, em que sempre há aquele personagem que vai de cidade em cidade a cavalo ou de charrete levando xaropes e outros produtos milagrosos, capazes de curar de tudo. Provavelmente isso já existia no tempo das cavernas!

É verdade e foi comprovado cientificamente que acreditar que algo irá curar um problema de saúde pode resultar em melhora real – é o chamado efeito placebo. Da mesma forma, acreditar que irá emagrecer pode até fazer a pessoa emagrecer, mesmo que seja usando um produto sem efeito e que o resultado não seja sustentável. É a prova de que o aspecto psicológico dos participantes de um estudo pode interferir nos resultados dele: o simples fato de se cuidar e responder a um teste pode fazer alguém passar a ter consciência e mais cuidado com seu estilo de vida. Isso é muito discutido acerca da alimentação vegetariana: será que é a dieta em si que torna a pessoa mais saudável ou é a consciência do que se come e da própria saúde de modo geral? Percebe como é complexo estudar seres humanos?

Daí os cientistas optarem por usar experimentos com ratos em gaiolas, que podem ser observados mais facilmente. Por que ratos? Porque esse é o animal que mais se aproxima do ser humano em relação ao comportamento alimentar, pois é onívoro (come de tudo: animais e vegetais), possui o paladar aguçado, tem emoções e memória e busca prazer ao comer. Não há muitos animais onívoros como os humanos, além de ratos e porcos. O cachorro, por exemplo, é carnívoro (come basicamente carne), e a vaca é herbívora (se nutre de capim). Por isso, o comportamento alimentar dos ratos é estudado para podermos entender melhor o do homem. Mas aí vem novamente a dificuldade de interpretação. Será que, uma vez confirmada no rato, pode-se dizer que uma hipótese será confirmada também no ser humano? A resposta é não, mas chegaremos a informações e orientações que poderemos aplicar com cautela.

Comecei a me aprofundar no estudo da complexidade do corpo humano quando fui pesquisadora do laboratório de doenças metabólicas do grupo de obesidade da FMUSP em 2004. Ali me aproximei do estudo da genética e me encantei por ele, tanto que acabei fazendo meu doutorado no laboratório de genética do Departamento de Endocrinologia. Minha pesquisa focou na influência da genética na obesidade e na resposta de perda de peso a uma intervenção de nutrição e estilo de vida em grupos de crianças com obesidade.

Explicando de forma resumida: estudei a influência de variantes de um gene da perilipina,[2] uma proteína envolvida na lipólise de gorduras. Separamos os participantes (crianças com obesidade) de acordo com a variante genética que cada um apresentava, e então observamos como cada grupo reagia a uma mesma intervenção. Os resultados mostraram um impacto bem claro da variabilidade genética no risco de desenvolvimento da obesidade e na facilidade para perder peso ou não: enquanto algumas crianças se esforçavam muito e não conseguiam emagrecer, outras perderam peso com facilidade. O ganho ou a perda de peso não se deve somente a disciplina, força de vontade ou preguiça; depende também de fatores genéticos individuais. Ganhei prêmios nacionais e internacionais pela minha pesquisa e publiquei-a em uma revista internacional de alto impacto.

A informação genética presente no corpo humano é composta por aproximadamente 25 mil genes. Se na minha pesquisa – em que limitei o estudo a uma variabilidade genética de *uma* proteína – foi possível observar resultados tão expressivos, imagine quantas possibilidades existem para entendermos tudo sobre nós! Estamos longe de poder usar o que sabemos até aqui sobre o funcionamento do corpo para criar regras ou diretrizes alimentares que sirvam para todo mundo.

Mas não é só isso. Descobertas no campo da neurociência aplicadas à saúde e à nutrição mostram que, quando se trata de comer bem, o comportamento é tão importante quanto o alimento. Cada paciente é uma pessoa inteira, com aspectos emocionais e mentais que influenciam sua saúde e seu peso. Cada um está vivendo um momento diferente da vida, passando por situações particulares, em ambientes distintos. Se tantas variáveis determinam nosso estado de saúde e de bem-estar, como é possível pensar em seguir regras universais, como se todo mundo pudesse reagir da mesma forma a um tratamento ou rotina de hábitos?

Existe um importante processo fisiológico que pode esclarecer a questão da dosagem do que consumimos: o conceito de hormese. Qual é a dose certa para mim? Será que faz bem ou não? Trata-se de um fenômeno biológico no organismo segundo o qual pode ser benéfica a exposição a baixas doses de um agente que, em doses elevadas, seria prejudicial. A hormese é o processo que "calibra" nosso sistema de autorregulação.

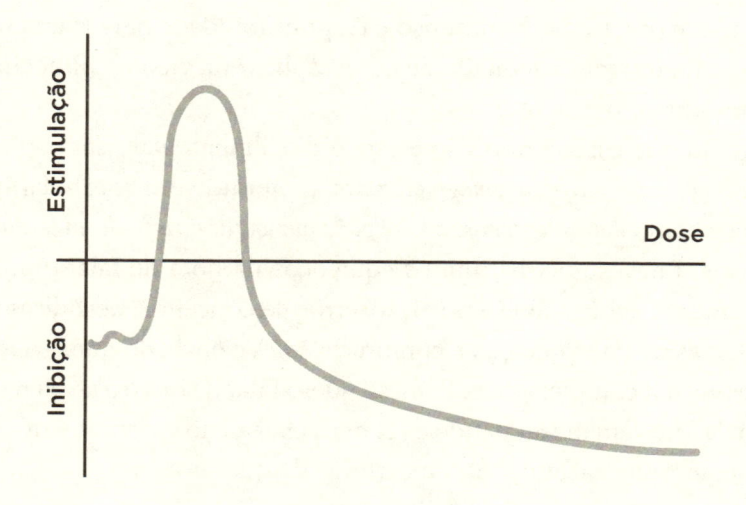

Esse fenômeno é observado em diversos contextos, como na resposta do sistema imunológico a estímulos leves, na resistência a estresses celulares, no aumento da longevidade em organismos expostos a estresses moderados, entre outros.

Um exemplo comum desse processo é o exercício físico. Exercícios moderados podem desencadear adaptações positivas no organismo, fortalecendo músculos, ossos e o sistema cardiovascular. No entanto, esforços excessivos podem resultar em lesões e efeitos prejudiciais.

Tendo isso em mente, ao longo de todo o livro vou mencionar expressões como "em moderação" ou "sem excesso" para me referir às dosagens adequadas de alimentos, carboidratos ou gorduras, por exemplo. Entendo que isso pode ser subjetivo, e meu intuito é justamente auxiliar você a encontrar a conexão com seu corpo e seus próprios sinais de fome e saciedade.

Não existe uma dose perfeita de um nutriente que possa ser indicada a todas as pessoas. Por isso é essencial que você esteja conectado com a sabedoria interna do seu corpo.

Para uma cientista entusiasmada como eu, é maravilhoso imaginar que existe um universo de possibilidades e descobertas por fazer. Ao mesmo tempo, é preciso ter bom senso e responsabilidade para transmitir ao público a mensagem adequada de como aplicar na vida o conhecimento que temos até o momento.

Alguém que estuda nutrição e saúde dificilmente vai usar expressões como *com certeza, engorda, emagrece, mata*, preferindo um vocabulário mais cauteloso como *depende, tem risco de, pode aumentar o risco de engordar, provavelmente*. Em resumo, há muitos equívocos na hora de falar e produzir conhecimento sobre saúde e nutrição, erros de conceitos, pesquisas fracas e problemas de interpretação e comunicação. A ciência do que é vivo é cativante por sua complexidade. Por isso quero falar de quatro áreas recentes da ciência que vêm me ajudando a ter mais clareza no entendimento do ser humano, mesmo trazendo mais incertezas do que certezas.

NUTRIGENÔMICA: OS ALIMENTOS CONVERSAM COM NOSSOS GENES

Cada pessoa nasce com seu DNA único, a não ser que tenha um gêmeo idêntico. Você conhece gêmeos idênticos? Se sim, já deve ter reparado que, à medida que crescem, é comum que passem a ter traços diferentes, um ser gordo e o outro magro, um precisar usar óculos ou desenvolver uma doença crônica e o outro, não. Isso acontece porque, mesmo que os dois tenham o mesmo código genético, a expressão dos genes é diferente. É fascinante. Nossa genética é fixa, não muda ao longo da vida. O que pode mudar, de acordo com nossos hábitos e estilo de vida, os remédios que tomamos, o estresse que vivemos e até o ar que respiramos, é a expressão dos genes – você vai entender melhor no tópico seguinte, sobre epigenética. A genômica é a ciência que estuda isso. Estamos longe de decifrar como essa mágica ocorre, mas já sabemos que o DNA não é um destino ou uma sentença. O meio ambiente tem um papel muito importante na nossa vida, nossa saúde e nosso bem-estar.

Segundo o professor Jose Ordovas,[3] da Tuft University, um pioneiro em nutrigenômica com quem fiz uma parte do meu doutorado em 2008, a alimentação é o principal fator ambiental na modulação da expressão dos genes.

A nutrigenômica é a ciência que estuda como a comida influencia a expressão dos nossos genes. Isto mesmo: os alimentos "conversam" com nossos genes por meio dos nutrientes e compostos bioativos que o organismo recebe. A alimentação é a base da saúde. "Que seu remédio seja seu alimento, e que seu alimento seja seu remédio." Essa frase teria sido dita por Hipócrates há cerca de 2.500 anos, e a cada dia se mostra mais atual, com a nutrigenômica trazendo mais entendimento a respeito da relação estreita entre hábitos alimentares e saúde. Trata-se de uma esperança para a prevenção e o tratamento de doenças crônicas. É muito animador saber que a qualidade da alimentação é capaz de melhorar a vida em termos de saúde e que nossa genética não é nosso destino. Isso não quer dizer que a comida deveria ser o nosso único remédio, afinal vivemos em uma época de medicina avançada, com conhecimento de medicamentos poderosos; mas é uma importante aliada. Essa nova área da ciência vem ajudando a atrair o interesse para o estudo da nutrição, tornando-se cada vez mais valorizada.

Alimentos são informações para o corpo, não apenas calorias.

Isso tem tudo a ver com a ideia de não usar calorias para determinar a qualidade da dieta: o corpo recebe alimentos, não calorias, e cada um terá uma conversa diferente com o corpo, modulando a expressão dos genes. Aqui vale o alerta para não interpretarmos essa explicação de modo simplista, pois nenhum alimento isolado, por mais saudável que seja, modifica nada no corpo – é o padrão alimentar que importa. Até cenoura em excesso pode intoxicar o fígado.

As pesquisas em nutrigenômica trouxeram uma conclusão fundamental: não existe uma pessoa igual a outra, somos todos únicos. Sendo assim, o que funciona e faz bem para uma não necessariamente dará certo para outra. Isso reforça o que acabei de dizer sobre não ser possível criar orientações de saúde e alimentação que sejam válidas para todos. Isso é o conceito da hormese em ação: cada um tem a sua dose ideal. Por exemplo, dentro das diretrizes sobre o consumo de gordura para diminuir o colesterol, a "regra" geral é que comer menos gordura ajuda a diminuir o colesterol. No entanto, estudos na área mostraram que, em algumas pessoas, acontece o contrário: aumentar a ingestão de gordura ajuda a baixar o colesterol. Por quê? Porque existem variantes genéticas diferentes, o que foi descoberto já nos anos 2000.[4] Assim, repito: não devemos aplicar os resultados de epidemiologia ao indivíduo. Pronto, falei!

Mesmo conhecendo melhor os nossos genes, há muitos sobre os quais ainda sabemos pouco ou nada. Não temos conhecimento suficiente para relacionar alimentos ou nutrientes a genes específicos nem orientar sobre quantidades adequadas para proporcionar mudanças na expressão genética. Não é possível dizer "coma isto para melhorar tal coisa". Nenhum estudo é capaz de chegar a uma conclusão tão precisa. A única regra que vale a pena seguir é focar em um padrão de alimentação com qualidade e variedade para chegar à melhor expressão dos seus genes.

O profissional da saúde que passa uma dieta rígida a ponto de indicar o tamanho da porção ou a quantidade em gramas que o indivíduo deve comer de determinado alimento está "chutando" ou querendo exercer uma autoridade que não tem sobre o corpo do paciente. O médico ou nutricionista responsável deveria saber que cada caso é único, e precisa se comprometer em ajudar o paciente a se conectar consigo mesmo, a aprender a escutar o corpo e tomar consciência de como se sente comendo mais ou menos de cada coisa, pensando tanto na parte física quanto nas sensações e nas emoções.

Uma abordagem mais divulgada hoje em dia abandona a ideia de porções controladas e orientações rígidas em favor de uma visão mais ampla. Trata-se de considerar três grupos alimentares e tentar colocá-los no prato com a maior frequência possível – a quantidade vai depender da fome e da vontade na hora de montar o prato. Os três grupos são: alimentos energéticos (carboidratos e gorduras), construtores (proteínas animais e vegetais) e reguladores (frutas e legumes). Eu adoto essa conduta no consultório, e percebo que ela ajuda demais meus pacientes a se libertarem da prisão das dietas restritivas.

Atendo muitos pacientes que receberam prescrição para fazer testes genéticos a fim de avaliar a predisposição a obesidade, diabetes e outros aspectos de saúde, como intolerâncias alimentares. Os testes disponíveis nos laboratórios e até em farmácias, pela televisão e pela internet não são úteis para esses fins. Primeiro porque analisam apenas alguns poucos genes, o que, considerando a complexidade do DNA, está longe de ser suficiente para informar qualquer coisa com precisão. Além disso, em qualquer caso, possuir um fator genético associado a determinada condição de saúde não representa certeza de desenvolvê-la.

No caso da obesidade, por exemplo, mais de 500 fatores genéticos foram associados a essa condição. Mas veja que interessante: eles são observados em todos os cromossomos humanos e são bem frequentes – ou seja, todos nós temos certa predisposição à obesidade, alguns mais do que outros. O fato de estarmos aqui hoje, vivos, é a maior prova disso, porque nossos ancestrais só sobreviveram às épocas de escassez graças à sua capacidade de armazenar gordura. Apresentar uma variante não representa certeza de ter obesidade algum dia. Pode até servir como alerta de que você talvez precise de uma atenção maior para regular o seu peso, mas não é uma sentença. Pode ser, ainda, que seu DNA guarde um outro marcador de proteção contra a obesidade. Nem os testes são eficientes para personalizar tratamentos e rotinas de alimentação (a ciência ainda não chegou lá, e talvez nunca chegue, mesmo que o mercado da "alimentação saudável" diga o contrário!), nem os profissionais que os indicam estão preparados para usá-los.

EPIGENÉTICA: O MEIO AMBIENTE PODE LIGAR OU DESLIGAR OS GENES

Para além da alimentação, muitos outros aspectos do estilo de vida influenciam a expressão da nossa carga genética: os hábitos do dia a dia – como tabagismo, remédios, atividade física e qualidade do sono –, as experiências e emoções positivas e negativas por que passamos, os remédios que tomamos, o nível de estresse e até a poluição.

A área de pesquisa que investiga como os hábitos e os estímulos do ambiente interferem na expressão dos genes é a epigenética. *Epi* quer dizer "por cima", então: o que está acima da genética. Até algum tempo atrás acreditava-se que a única maneira de transmitir informação biológica de uma geração para outra era por meio do DNA; as informações genéticas contidas no genoma da mãe e do pai passam para o filho. Hoje sabemos que características epigenéticas também são transmitidas entre gerações – é o que chamamos de epigenética transgeracional. Em outras palavras, o estilo de vida de pais, avós e até de bisavós pode alterar a expressão genética dos filhos e mesmo de gerações posteriores de uma mesma família.

Durante a Segunda Guerra Mundial a população dos Países Baixos sofreu com a fome extrema durante meses. Pesquisadores estudaram mulheres sobreviventes da guerra que estavam grávidas naquela época e também seus filhos, netos e bisnetos. Ficou evidente na expressão genética dos bisnetos a herança epigenética da bisavó que enfrentou a escassez de alimentos. A explicação é que passar fome durante a gestação pode modificar a expressão de genes do feto e até a programação do sistema nervoso central, colocando a criança em risco maior de desenvolver obesidade e diabetes tipo 2. Isso serve de alerta para mulheres grávidas não fazerem dieta restritiva durante a gestação e para os ginecologistas pararem de agir como fiscais do peso das pacientes gestantes. Vale também para a blogueira que mostra como se mantém magra durante a gravidez – que desserviço!

Descobertas como essas no campo da epigenética podem ajudar a entender por que os números relativos à obesidade crescem exponencialmente no Brasil. Enquanto a incidência de casos aumentou cerca de três vezes no mundo nesses últimos 40 anos, por aqui quintuplicou. Isso pode ter a ver com o histórico de fome no país, combinado com a abundância atual de comida, especialmente a ultraprocessada mais barata e acessível em muitas regiões. Uma criança gerada no útero de uma mulher que passa fome pode sofrer uma reprogramação do sistema nervoso central no sentido de ter maior propensão a engordar como meio de se defender da fome – com um metabolismo poupador. E, ao nascer em um mundo com abundância de comida, os açúcares e as gorduras podem se tornar uma verdadeira bomba metabólica.

Há também a suspeita de mudança epigenética em pessoas com alimentação com alto consumo de produtos ultraprocessados, muito açúcar e gordura em exagero. A associação do histórico de fome das gerações anteriores com o excesso de energia da alimentação do mundo atual pode gerar um efeito desastroso cada vez mais cedo na saúde das pessoas. Pode afetar a todos, mas principalmente as crianças. O risco para a saúde pública e para a sociedade é enorme, uma vez que a previsão é de uma explosão de casos de obesidade, diabetes e outras doenças crônicas.

A conclusão positiva de tudo isso é que mudando o estilo de vida e cuidando não só do que se come (mais comida fresca e caseira), mas de como se come (com um comportamento alimentar tranquilo, em que a pessoa se alimenta em paz), é possível melhorar a saúde. Mesmo tendo nascido em uma família em que pais e irmãos tenham uma doença crônica, isso não quer dizer que você irá desenvolvê-la. Cuidando da sua saúde, você ainda contribui para proteger seus descendentes, caso venha a tê-los.

Esse é um argumento que acho importante reforçar quando atendo pacientes, homens e mulheres, que estão com a saúde desequilibrada e me contam que desejam ter filhos um dia. Fazer uma reeducação alimentar com bom senso e orientação saudável é uma forma de começar a criar condições favoráveis para o desenvolvimento de um bebê. E isso não é apenas responsabilidade da mãe, como já se pensou que fosse, já que o óvulo que gerou o embrião nasceu e cresceu no corpo da mulher e, portanto, carrega sua herança genética e epigenética. Hoje está comprovado que os espermatozoides, que se renovam constantemente, transmitem traços genéticos e epigenéticos do homem ao embrião. Tanto o pai quanto a mãe ganham mais saúde e transmitirão saúde se comprometendo com hábitos saudáveis ao planejarem uma gravidez. Não se trata de fazer programação genética por meio da alimentação, como já vi promessas na internet. Não é possível "fabricar" filhos livres de doenças crônicas comendo certas coisas e deixando de comer outras. Isso não existe, é mito, charlatanismo e terrorismo nutricional. São muitos os fatores que irão interferir na programação de um bebê.

Saber que a epigenética existe é positivo mais como um fator de motivação para mudar, mas não deve virar uma neurose. Por mais que se tenha uma rotina saudável, na vida sempre haverá coisas que não podemos prever ou controlar e que podem trazer estresse. A busca por uma saúde perfeita não pode ser mais um motivo para medo e tensão. Veja isso como algo benéfico para a família toda. Nunca é tarde para melhorar. Busque progresso, e não perfeição.

NEUROCIÊNCIA: O CÉREBRO É O COMPUTADOR QUE COMANDA TUDO NO CORPO

Outra área da nutrição que acho fascinante é a neurociência, que foi um divisor de águas para minha conduta nutricional porque mostra que o corpo é bem mais complexo que um simples cálculo de calorias. A neurociência nos ensina que o cérebro é o maestro do corpo: ele controla as emoções, a liberação de vários hormônios, a fome e a saciedade. É o cérebro que decide quando comer e parar de comer, é ele que regula o peso.[5] Ele é como um computador central manejando seu equilíbrio e sua sobrevivência.

A homeostase, conceito introduzido no século XIX pelo médico e fisiologista francês Claude Bernard, é a busca natural do organismo por um estado de equilíbrio e estabilidade. Tecnicamente, refere-se à capacidade dos organismos vivos de manter fatores essenciais em níveis benéficos por meio de processos internos de regulação. Isso abrange a temperatura corporal, os níveis de glicose no sangue, o equilíbrio da acidez em ambientes internos e a pressão, entre outros. Uma cascata de processos bioquímicos, envolvendo vários hormônios, opera como um sistema de regulação no organismo. A neurociência sugere que a mudança pode ser difícil porque é vista como uma ameaça para o corpo, por isso nosso cérebro estaria programado para resistir a ela.

A homeostase é fundamental para a consciência e a experiência do eu como uma entidade unificada. Um termo importante na neurociência[6] é a interocepção, que diz respeito à habilidade de perceber as sensações internas do corpo: o que você está sentindo? Sabe reconhecer fome, sede, cansaço, raiva, tristeza? A saúde está intrinsecamente ligada a uma interocepção aprimorada. Quanto mais conscientes, responsivos e conectados estivermos com as sensações do corpo, mais bem equipados estaremos para gerenciar nossa saúde, homeostase e sensação de bem-estar. Ganhar autonomia é ganhar saúde.

A interocepção varia muito de pessoa para pessoa. As variações individuais em aspectos como fome, saciedade e sede foram bem documentadas ao se observar como as pessoas lidam com informações viscerais, motivacionais, afetivas e cognitivas. Essas diferenças podem surgir de várias causas, como influências genéticas, experiências alimentares na infância, condições como depressão, ansiedade, distúrbios alimentares e alguns tipos de obesidade. Além disso, dietas restritivas ou pobres em nutrientes diminuem a interocepção, pois a pessoa passa a não reconhecer tão bem os sinais do próprio corpo.[7]

Não comemos apenas para nutrir o corpo e matar a fome fisiológica (ou fome homeostática, regulada pelo hipotálamo), aquela que existe para avisar que o corpo precisa de energia para continuar funcionando. Também comemos movidos por emoções, tanto agradáveis quanto incômodas. O ser humano se nutre de alimentos e sentimentos. No processo de fazer as pazes com a comida e aprender a comer melhor, o comportamento é tão importante quanto o alimento.

Não é só o que *você come que conta,* mas como e por que *come.*

Não podemos esquecer que existe, ainda, a fome hedônica, aquela que nos leva a comer por vontade ou prazer, sem necessariamente sentir fome. Temos vontades, memórias, situações de oferta, ocasiões sociais e culturais, e tudo isso ativa nossa fome psicológica.

Comer por motivos que não fome ou vontade, como no comer emocional, é um dos principais fatores que influenciam o ganho de peso. É o que faz a pessoa descontar estresse, ansiedade, tristeza, tédio e outras emoções no pão, no chocolate e em outras comidas que trazem conforto e energia rápida. Mesmo que você adore brócolis e cenoura, não é neles que você buscará alívio em um momento de comer emocional, e sim em alimentos que acha que deveria evitar, pois vai comer por impulso, sem planejamento. Quando converso com pacientes é frequente ouvir: "Como bem de manhã e até no almoço, mas perco o controle a partir das cinco da tarde." Quando acontece de forma recorrente, isso traz descontrole, culpa e a mentalidade de despedida, do "já que": "Já que fiz tudo errado, vou fazer uma despedida dos alimentos que deveria evitar e amanhã volto para a dieta."

A tendência do cérebro é buscar sensações prazerosas, por isso ele registra muito bem tudo que é gostoso e proporciona energia rápida. A nossa língua possui milhares de papilas gustativas, que, assim como o intestino, se comunicam com o cérebro por meio de terminações nervosas estimulando a área responsável pela saciedade. Elas também ativam o mecanismo de recompensa ao receberem um alimento que gere prazer e lembranças agradáveis. A memória gustativa, além do estímulo visual, olfativo e até auditivo de um alimento (a crocância na mastigação ou o borbulhar do champanhe ou do refrigerante), ativa o circuito de recompensa no cérebro e antecipa a experiência prazerosa, levando-o a querer de novo aquela comida.

Os engenheiros que trabalham para a indústria alimentícia sabem muito bem como desenvolver produtos altamente palatáveis, que farão os consumidores quererem comer mais e de forma automática, sem perceber. Muitos alimentos ultraprocessados são desenvolvidos com proporções ideais de gordura, açúcar e sal para atingir o chamado *bliss point*, algo como ponto do prazer, do êxtase ou da felicidade, em uma tradução livre. No cérebro, ativam rapidamente o circuito de recompensa e não atingem o ponto de saciedade, de modo que se tornam irresistíveis e você não consegue parar de comer. A química usada no fast-food, em alguns chocolates, em batatas chips e outros alimentos industrializados altera o sabor da comida para algo que não existe na natureza. Basicamente, é pensada para agradar o cérebro. O motivo é vender mais, o que acaba indo contra a sua saúde.

As decisões de começar e de parar de comer estão no cérebro. E hoje, com o conhecimento científico de que dispomos, sabemos que essas escolhas são em grande parte inconscientes, isto é, nem sempre estamos no controle total. Alguns estudos mostram que os maiores fatores que orientam as decisões sobre comer ou parar de comer não são conhecimento, força de vontade e controle, e sim prazer e memória.[8] Quanto mais preocupação com a comida e mais restrições, maior o risco de desenvolver um comer emocional. Trata-se de uma adaptação do cérebro diante de nossa guerra contra a comida, que a valoriza cada vez mais no seu sistema de recompensa. Isso foi comprovado em pesquisas com ratos.

Sabe o que acontece se você deixa ratos em uma gaiola com abundância de comida? Se pensou que devoram tudo, errou! Eles comem em paz, respeitando a fome e a vontade, e parando quando satisfeitos, pois sabem que a comida está ali. Ratos em gaiolas *ad libitum* (à vontade, em latim) comem de maneira consciente, ou intuitiva, e não engordam. Quando o pesquisador tira a comida que antes estava à disposição, o comportamento dos ratos muda. Primeiro, sentem estresse, depois passam por depressão, ansiedade, irritação e agressividade. Com fome, ficam muito nervosos. Daí, quando o pesquisador devolve a comida, eles devoram tudo rapidamente, competindo entre si. Os ratos comem mais porque não sabem se terão comida no dia seguinte. Isso lembra o que acontece com pessoas em dieta, alternando restrição e exagero.

No cérebro de ratos e dos humanos, a restrição de alimento gera um tipo de trauma que os leva a valorizar mais o alimento como recompensa, incentivando-os a buscá-lo como alívio – o comer emocional. No experimento, após passar fome, quando os animais foram expostos a situações estressantes, como luz acendendo e apagando repetidamente ou ambientes com bastante barulho, os ratos procuraram alívio na comida, especialmente em alimentos que são grandes fontes de energia, como os ricos em gordura. Eles desenvolveram um comer emocional. Alguém mais é assim?

Comer faz bem, é um dos grandes prazeres do ser humano. Por que a obsessão pela comida? Uma hipótese para explicar por que buscamos comida em primeiro lugar depois de sermos submetidos a fome ou dieta restritiva é um sistema de sobrevivência acionado para garantir que não vamos esquecer de comer.

O estudo mais famoso nessa área é o "estudo da fome", coordenado pelo fisiologista americano Ancel Keys[9] em 1944 e descrito no livro *The Biology of Human Starvation*, publicado em 1950. Esse experimento estudou os efeitos da fome em 36 jovens do Exército que se voluntariaram para participar da experiência porque não queriam ir para a guerra – eram objetores de consciência. Durante seis meses, esses homens foram submetidos a uma dieta de sobrevivência: 1.800 calorias por dia. Ficaram emaciados (perderam 25% de seu peso), deprimidos, irritados, fracos e obcecados por comida. Depois de algumas semanas com fome, só falavam em comida, chegando a trocar receitas e histórias de banquetes e colar imagens de comida nas paredes. Ao final da experiência, quando foram realimentados, todos tiveram perda de controle com a comida e mudaram até de profissão, assumindo cargos que lhes permitiam ficar perto da comida, como chef e dono de restaurante.

Passar fome é um dos maiores estresses para nosso cérebro. Ele odeia dietas restritivas, que ativam o trauma da sobrevivência, mudam o humor e até nossa capacidade de decisão.

Sabia que não é indicado ter conversas difíceis ou tomar decisões importantes com fome? É melhor fazer isso bem nutrido.[10]

Sabia também que estudos mostram que acontecem mais brigas em lares onde tem alguém de dieta?

O excesso de restrição e preocupação com comida leva à obsessão pelo assunto e muda sua relação com a comida. Quantos pacientes me contam que pensam em comida o tempo todo? E você já reparou na quantidade de programas de TV e reality shows envolvendo comida? Não é coincidência que isso aconteça em uma época em que se fala tanto em restrição e dieta.

Por outro lado, as pessoas acham incrível quando, ao fazerem as pazes com a comida, simplesmente param de acordar e ir dormir pensando nela. Não somente ficam menos obcecados, mas também mudam a relação com ela e ficam mais tranquilos.

Diante de uma caixa de chocolates, alguém que está em paz com a comida e se permite comer vai pegar um chocolate e pode até querer o segundo, mas dificilmente vai perder o controle e devorar a caixa inteira. Tudo isso tem a ver com a *permissão* para comer. Quando alguém se dá permissão para comer, pode deixar para outro dia sem precisar fazer despedida. Faz sentido? Talvez você prefira deixar para mais tarde ou para o dia seguinte, pois não tem a ansiedade da oportunidade e sabe que será mais gostoso do que comer tudo agora.

Nosso paladar se habitua com o sabor. Por melhor que seja o alimento que você coloca na boca, a repetição da experiência de prazer já não será tão intensa quanto da primeira vez. Você perceberá isso quando conseguir comer com mais consciência e permissão, saboreando o alimento. Faça o teste!

Quem faz dieta restritiva e segue regras externas, por outro lado, perde a conexão com a fome, a saciedade e a satisfação, e pode sentir que não consegue parar de comer quando se autoriza. Com isso, vai para o tudo ou nada: ou se priva de alimento, ou comete exageros porque entra naquela mentalidade de despedida, comendo como se fosse a última vez. Os dois caminhos levam a ganho de peso e insatisfação. Fazer dieta não faz bem para o cérebro e a saúde mental, pois reforça sintomas associados a ansiedade e eleva o risco de desenvolver mais depressão e até síndrome do pânico e transtornos alimentares.[11]

Uma pergunta que deveria ser feita em toda consulta com psiquiatra é: "Como está sua relação com a comida?" Médicos dessa especialidade, quando se deparam com pacientes com problemas de ansiedade, depressão ou ataques de pânico, costumam recorrer ao uso de remédios antes de entender a relação deles com a alimentação – se comem bem, se fazem refeições regulares, entre outros aspectos que podem revelar a relação que têm com a comida. Os problemas psiquiátricos de muitas meninas e mulheres, e cada vez mais meninos e homens também, são amplificados devido a dietas ou hábitos restritivos. Melhorar a alimentação, por si só, não vai resolver a depressão ou os transtornos alimentares, até porque fatores psicológicos e genéticos estão envolvidos. Mas é uma parte essencial de viver com mais bem-estar geral e saúde mental.

A alimentação é a base da saúde mental.

A atuação do cérebro também é central na produção dos hormônios, que regulam a fome e a saciedade, o metabolismo e o humor. Ele tem um papel importante no controle do peso, somado a genética, comportamento e estilo de vida. O equilíbrio hormonal para o funcionamento adequado do corpo varia de uma pessoa para outra e de acordo com o momento da vida, os hábitos e a idade. Na menopausa, por exemplo, em que há queda na produção de estrogênio e progesterona no organismo, é comum o corpo da mulher mudar e ganhar peso, mesmo que ela não mude a alimentação. O estrogênio interfere na regulação do metabolismo, do humor e da cognição. A diminuição nos níveis de hormônios pode atuar no tecido adiposo aumentando o armazenamento de gordura corporal. Ao mesmo tempo, vemos uma tendência natural do corpo a desenvolver resistência à insulina, que pode também interferir no ganho de gordura visceral.

Algumas pessoas também engordam quando atravessam períodos de grande estresse, e não só porque compensam comendo mais. A reação de luta ou fuga do organismo dispara a liberação de cortisol, um hormônio que está associado ao acúmulo de gordura, principalmente na região abdominal. Tudo isso quer dizer que mudanças no peso sem explicação aparente podem indicar desequilíbrios hormonais. Não é fechando a boca e malhando mais que a questão será resolvida – isso pode, inclusive, piorar a situação.

O cérebro tem comunicação direta com o intestino. Os dois órgãos comportam uma complexa rede de neurônios e "conversam" por meio do nervo vago, que liga o sistema gastrointestinal à cabeça e funciona como uma via de mão dupla, enviando e recebendo mensagens nas duas direções. Com isso, tudo que acontece em um órgão pode afetar o outro. Não por acaso, situações de ansiedade e estresse costumam causar desconforto na barriga e vontade de ir ao banheiro. Da mesma forma, quando o intestino não funciona bem ou está doente, podemos ficar mal-humorados, irritados e até deprimidos. Em casos extremos, isso pode afetar a memória e outras funções cognitivas.

Por fim, a maioria dos novos remédios injetáveis para emagrecer disponíveis no mercado atualmente diminuem a fome homeostática ao atuarem com incretinas (hormônios do intestino) nas regiões cerebrais responsáveis por controlar o apetite e a saciedade, mas isso não resolve a parte psicológica do comer. Esses medicamentos foram, na verdade, desenvolvidos para pessoas com diabetes, pois estimulam a produção de insulina pelo pâncreas e também "enganam" o cérebro, provocando uma saciedade prolongada. Isso resulta na perda de peso tão sonhada, mas é preciso se preocupar com os efeitos a longo prazo, pois o emagrecimento não é tão saudável, pois já foi documentada uma grande perda de músculos. Além disso, esses remédios afetam cérebro e pâncreas, que são órgãos muito sensíveis e importantes para o corpo. Enganar seu cérebro é enganar você.

Até agora foram identificadas mais de cinquenta bases neuroquímicas no controle fisiológico do apetite. Escrevi um capítulo sobre os vários atores independentes envolvidos no complexo sistema de fome e saciedade.[12] No caso desses remédios injetáveis, é muito provável que o cérebro inteligente vá buscar outros recursos para mandar mensagens de fome. Por essa razão já vemos um efeito menos significativo após 18 meses de uso. O problema é que quando o paciente para de usá-los, não somente recupera o peso, como fica com um apetite aumentado, ganhando mais gordura, e com o risco de esgotar o pâncreas. Lanço aqui uma provocação à miragem que parece a indústria farmacêutica atualmente: não seriam um passaporte para diabetes a longo prazo?

MICROBIOTA: A CONEXÃO ENTRE O INTESTINO E O CÉREBRO

A descoberta dos micróbios, no século XIX, ajudou bastante a compreensão da medicina sobre as doenças, e muitas vidas puderam ser salvas a partir do desenvolvimento dos antibióticos. Recentemente, uma nova revolução de conceitos levou à descoberta da microbiota, a população de micro-organismos que habitam o intestino, que carregamos durante toda a vida e que são essenciais para nossa saúde. Sim! Os micróbios fazem parte da nossa saúde, interferem na nossa biologia e até conversam com nosso cérebro. Não são todos patógenos (ou seja, organismos capazes de causar doenças no hospedeiro) e não precisamos matar todos. Ao contrário, é fundamental saber viver com eles, pois são muito importantes para nossa saúde física e mental.

A descoberta fascinante de que existe um eixo intestino-cérebro é uma das maiores revoluções na ciência nos últimos anos.

A verdade é que há muito a desvendar sobre as possibilidades da ligação entre os dois órgãos, mas está estabelecido que ela é determinante para a saúde, inclusive para o peso e a saúde mental. E cada vez mais se descobre a importância de um novo ator nessa conversa: a microbiota.

Antes de 2010, quase ninguém ouvia falar em microbiota, a população de trilhões de micro-organismos (bactérias, fungos, vírus, protozoários e leveduras) que habitam o intestino e outras partes do corpo, como a boca, a vagina, a pele, etc. Os estudos avançaram, e hoje o que mais se investiga é como a flora intestinal (o nome mais antigo da microbiota) influencia a predisposição a doenças e pode afetar as emoções e o comportamento das pessoas. Sim, a sua microbiota conversa com seus genes e com seu cérebro! Percebe como a vida é bem mais complexa do que aparenta? A grande novidade é que as bactérias no nosso corpo não são sempre um problema e podem ser desejáveis, ao contrário do que se acreditou por décadas, enquanto antibióticos eram desenvolvidos para matar esses micróbios. Hoje aprendemos a conviver com as bactérias, entendendo que são nossas aliadas quando estamos em equilíbrio.

A formação da nossa carga de bactérias intestinais se dá desde o nascimento (talvez mesmo antes) e vai depender de fatores como o tipo de parto (normal ou cesariana), se a criança foi amamentada com leite materno, como a mãe se alimentou e se usou antibióticos na gestação ou parto, entre outros. Assim como a genética e a impressão digital, nossa microbiota é única.

O intestino é responsável pela produção da maior parte da serotonina do organismo, um neurotransmissor que carrega mensagens aos neurônios (tanto do cérebro quanto do intestino) e está envolvido na regulação de uma série de processos do corpo: a imunidade, o sono, o humor, o apetite, a libido, o gasto de energia e as funções cognitivas. A serotonina do intestino tem um papel fundamental na imunidade, e não tanto no funcionamento do cérebro, que produz a sua própria.

Costuma-se dizer que o intestino aloja bactérias do bem e do mal. Repare que até aqui temos a dicotomia "bem e mal", assim como quando tratamos dos alimentos e do colesterol. Mas isso não quer dizer que uns micróbios sejam bem-vindos e outros, indesejáveis. Uma microbiota saudável deve conter a maior variedade possível de tipos de micróbios. Não queremos eliminar os exemplares maus e ficar só com os bons, até porque essa manipulação não é possível. A convivência entre eles, garantindo que os micro-organismos benéficos estejam sempre em maior quantidade, é o segredo para uma microbiota equilibrada – ou em simbiose.

O problema é que estamos o tempo todo expostos a uma porção de fatores que contribuem para o desequilíbrio das populações de micróbios, estado conhecido como disbiose. O padrão alimentar é determinante para o bom desenvolvimento das bactérias "do bem": com uma alimentação rica em fibras vegetais variadas, comida fresca e caseira e, fica cada vez mais claro, reduzida em alimentos ultraprocessados, excessos de açúcares, gorduras, adoçantes e aditivos. O uso prolongado de remédios, como antibióticos, e a exposição a estresse excessivo também as prejudicam. A capacidade do intestino de absorver nutrientes fica sensível a fatores como esses e pode ser comprometida, abrindo caminho para que bactérias nocivas se proliferem, causando vários desconfortos gastrointestinais, de diarreia, dores e constipação a doenças inflamatórias agressivas, que podem afetar o sistema digestivo e a saúde geral.

Durante muito tempo a nutrição não dava importância para as fibras dos vegetais, pois não entram no cálculo de calorias e são um tipo de carboidrato que o organismo não digere. Até então, acreditava-se que elas só serviam para estimular o trabalho do intestino: como retêm água, ajudam a formar o bolo fecal, auxiliando nos movimentos peristálticos e na vontade de ir ao banheiro. Hoje sabemos que elas são a principal fonte de alimento para a microbiota "do bem" – daí serem chamadas de prebióticos.

Outra maneira de estimular a colonização do intestino com bactérias benéficas à saúde é consumindo alimentos com probióticos (*pro + bios*, a favor da vida), micro-organismos vivos que, quando ingeridos, são parcialmente digeridos pelo estômago, enquanto a outra parte irá nutrir a microbiota. Muitos probióticos já fazem parte da nossa alimentação cotidiana. Dependendo do país, as pessoas estão acostumadas a desenvolvê-los para consumo próprio a partir do processo de fermentação, um dos métodos mais antigos de conservação de alimentos. A fonte mais conhecida de alimento probiótico é o iogurte natural, constituído apenas de leite de vaca e fermentos lácteos, que são os *Lactobacillus bulgaricus* e os *Streptococcus thermophilus* – dois tipos de culturas associadas a benefícios para a microbiota –, e que pode ser enriquecido com colônias de bactérias como a *Bifidobacterium*, por exemplo.

Dentro da cultura culinária de vários países há alimentos fermentados. Por exemplo, kombucha (bebida obtida a partir de um tipo de chá e da fermentação de açúcares), kimchi (prato da culinária coreana à base de fermentação de acelga), chucrute (feito com fermentação de repolho) e kefir (bebida láctea fermentada originária do Cáucaso, à base de leite caprino ou ovino, não somente bovino) são opções de fermentados relativamente fáceis de preparar ou encontrar no mercado atualmente.

As descobertas sobre a microbiota e o poder dos probióticos abriram as portas para as indústrias farmacêutica e de alimentos passarem a oferecer todo tipo de suplementos ou produtos, muitas vezes com promessas que não podem ser cumpridas, como povoar o intestino com uma cepa específica de bactéria. Nesta área da "modulação" intestinal existe muita picaretagem e grande investimento da indústria na forma de cursos para profissionais de saúde, brindes, presentes e amostras de produtos para serem testados com os pacientes. As empresas fabricantes educam os profissionais da saúde para prescrevê-los de modo generalizado, como se todas as pessoas fossem iguais e precisassem das mesmas coisas. A microbiota de cada pessoa é única e muda em função de diversos fatores ainda não totalmente elucidados pela ciência, embora já seja possível encontrar à venda avaliações personalizadas e suplementação de probióticos. É a indústria a pleno vapor vendendo pseudociência.

> *De nada adianta tomar um monte de suplementos e probióticos sem cuidar do que você coloca no prato durante as refeições e dos hábitos no dia a dia.*

Os micróbios do intestino não irão se desenvolver sem o substrato necessário para isso: as fibras dos vegetais. Para nutrir uma população diversa de bactérias, quanto mais variada a alimentação, melhor. O primeiro passo é comer melhor! Mesmo que o desenvolvimento desses suplementos seja muito promissor e a ciência avance com rapidez, não adianta consumi-los se você não mudar a sua alimentação.

Hoje os estudos permitem saber que há micróbios que se comunicam entre si, com as células do cérebro ou com as do fígado, por exemplo. Alguns estão associados a mais vontade de comer doces, outros aumentam a fome e diminuem a saciedade, levando a comer mais. Fazer dieta restritiva altera a microbiota porque modifica sua diversidade natural de micro-organismos. Mesmo comendo frutas, legumes e verduras, o estresse envolvido favorece inflamações e desequilibra o ambiente.

Uma condição cada vez mais frequente hoje em dia é a síndrome do intestino irritável (SII). Ela causa grande desconforto, com dores abdominais, gases e diarreia, e está associada a desequilíbrio intestinal, alimentação e quadros de ansiedade e depressão. É difícil chegar a esse diagnóstico, já que muitas vezes isso só é possível depois de muitas tentativas malsucedidas de melhorar a situação do paciente e excluir outras possíveis doenças. O caminho para tratar a patologia passa por reequilibrar a flora intestinal e fazer uma terapia nutricional.

Existem tratamentos interessantes para casos muito graves de doenças que têm relação com desequilíbrios da microbiota, como protocolos de reorganização intestinal (para multiplicar bactérias benéficas específicas e desativar outras, patogênicas) e até transplante fecal (fezes de uma pessoa saudável são introduzidas no intestino de outra, doente), apesar de haver bastante cautela na indicação devido ao risco de cepas prejudiciais invadirem a microbiota. Dietas com restrição de alguns alimentos, desde que bem orientadas para o indivíduo, também são úteis em muitos casos. É o caso de um protocolo cientificamente comprovado, indicado para o tratamento da Síndrome do Intestino Irritável, que sugere a exclusão dos FODMAPS (*fermentable oligosaccharides, disaccharides, monosaccharides and polyols*, ou oligossacarídeos, dissacarídeos, monossacarídeos e polióis fermentáveis), um tipo de carboidrato que tem processo de fermentação prolongado, o que favorece o desequilíbrio das bactérias intestinais e provoca desconfortos durante a digestão.[13] Essa exclusão em alguns casos é necessária e precisa ser feita com o acompanhamento de um profissional nutricionista formado, nunca por conta própria e por um tempo prolongado. Eu mesma fiz uma formação sobre esse assunto e achei muito interessante, mas até agora não tive necessidade de aplicar o protocolo, pois, ao fazer as pazes com a comida, muitos casos de SII melhoram de vez. Cheguei a ajudar uma paciente com 15 anos de tratamento de SII com a terapia nutricional, sem entrar no protocolo FODMAPS.

Certa vez atendi um paciente de 35 anos com queixa de SII e perda de memória. Investigando a história dele, fiquei chocada: ele contou que já tinha se consultado com uma multidão de médicos, nutrólogos, ortomoleculares, nutricionistas e coaches. Estava tomando uma diversidade enorme de suplementos e probióticos, alguns prescritos pelos profissionais e outros adotados por conta própria, depois de uma pesquisa on-line. O paciente também revelou que havia feito um procedimento de "modulação" intestinal com uma nutricionista, e me interessei em saber quais tinham sido as orientações dela em relação à alimentação, ao que ele deveria comer. "Tanto faz, pode comer o que quiser, mas não deixe de tomar os produtos que passei", foi o que ela recomendou. Um absurdo.

Em uma área de estudo incipiente e tão complexa, fique atento a promessas milagrosas e profissionais que dizem ser possível conquistar uma microbiota perfeita comendo isso ou aquilo em quantidades precisas, tomando o suplemento tal ou fazendo um procedimento supostamente revolucionário. E o que seria uma microbiota perfeita? Isso não existe! O importante é cuidar dela melhorando sua alimentação e seu estilo de vida de modo geral. Confie no seu corpo, ele é mais inteligente do que você pensa. Vale a pena comer melhor. A sua microbiota agradece.

CRONONUTRIÇÃO: O CORPO PRECISA DE ROTINA

Cada um de nós tem uma espécie de relógio interno próprio, que determina o ritmo do corpo e o momento do dia em que ele tende a funcionar melhor – em termos físicos e cognitivos. O sono, a liberação de hormônios, o metabolismo, as funções cognitivas, a pressão arterial, o consumo de energia, o armazenamento de gordura, a fome, a saciedade e outros aspectos fundamentais para o funcionamento adequado do organismo são modulados por esse relógio biológico – termo popular para o que a ciência chama de ritmo (ou ciclo) circadiano.

> *O ritmo biológico é individual e definido pela nossa genética; não existe uma pessoa igual a outra, nem mesmo gêmeos idênticos (univitelinos).*

Dentro do nosso DNA temos os chamados genes-relógio (*clock genes*), que organizam o ritmo em que cada indivíduo funciona. São eles que definem o cronotipo, isto é, o padrão de funcionamento individual. Em outras palavras, eles determinam que algumas pessoas precisem dormir mais horas por noite e outras menos; que umas prefiram dormir e acordar cedo enquanto outras fiquem mais alertas e produtivas indo para cama e levantando mais tarde; que algumas tenham muita energia para se exercitar pela manhã e outras gostem mais da noite; que umas sintam muita fome de manhã cedo e outras menos; e assim por diante.

Os genes-relógio também modulam a produção de hormônios fundamentais para a coordenação do relógio biológico, como a melatonina (que induz o sono e é produzida quando começa a escurecer), o cortisol (que nos coloca em alerta, por isso é secretado nas primeiras horas do dia) e o hormônio do crescimento (GH, de *growth hormone*, sintetizado principalmente durante o sono e essencial para a regeneração dos tecidos).

A ciência que estuda os ritmos biológicos é a cronobiologia. A crononutrição é o campo em que a cronobiologia e a nutrição se encontram: ela investiga não apenas o que se come, mas quando se come e a influência da alimentação no metabolismo e no peso.

Por se tratar de uma área de estudo recente, até o momento há mais perguntas do que respostas acerca desse assunto. A crononutrição é mais uma ciência fantástica para nos levar mais longe no entendimento do corpo humano, mas ainda não há conhecimento suficiente que nos permita usá-la para personalizar orientações e tratamentos de saúde. Portanto desconfie de pseudoespecialistas e conselhos que afirmem qual é o horário ideal para fazer as refeições e absorver melhor nutrientes específicos, em que momento do dia o metabolismo está mais ativo ou que horas parar de comer à noite para armazenar menos gordura. Não chegamos a esse ponto, até porque, como já disse, cada indivíduo é único e funciona em um ritmo que é só seu.

O corpo é projetado para funcionar de acordo com uma rotina – isso, sim, vale para todo mundo. O que podemos concluir até aqui é que quanto mais sincronizado mantivermos nosso relógio biológico, melhor para nossa saúde e nosso bem-estar. Como fazer isso? Procurando comer, dormir, fazer exercícios e relaxar, entre outras atividades cotidianas, com regularidade e no mesmo horário. Sem isso, nosso ritmo fica bagunçado e o organismo, desequilibrado. Não existe horário ideal para cada uma dessas tarefas, o importante é ter regularidade ao realizá-las. Nos estudos sobre longevidade, é evidente que os participantes centenários relatam ter tido uma vida muito regulada durante muitos anos.

Isso não quer dizer que o corpo não suporte mudanças; ele é inteligente e capaz de se adaptar. Quebras de rotina uma vez ou outra não trarão prejuízo à saúde. Quando você viaja para um país com diferença de fuso horário, por exemplo, é normal ter sintomas como sonolência, fadiga e até alterações no funcionamento do intestino nos primeiros dias, mas logo o corpo entra novamente no ritmo.

O sono, aliás, é um aspecto importante no estudo da crononutrição, pois interfere nos hábitos de alimentação e no metabolismo. Dormir pouco ou mal não somente desregula os hormônios que controlam a fome e a saciedade, como acaba nos levando a comer mais e a fazer escolhas diferentes, priorizando os alimentos energéticos como doces, gorduras e carboidratos.

Para se ter uma ideia, alguns estudos apontam que trabalhadores noturnos, assim como pessoas que têm jornadas de trabalho irregulares ou estendidas, correm mais risco de desenvolver sobrepeso, obesidade, diabetes e doenças cardiovasculares.[14] Os mecanismos que ligam o tipo de trabalho a essas condições de saúde não são completamente conhecidos. Mas uma hipótese é que a privação ou a falta de uma rotina de sono, combinada com outros hábitos não saudáveis que acabam fazendo parte do cotidiano desses trabalhadores, como excesso de exposição à luz artificial, sedentarismo, altos níveis de estresse e refeições em horários irregulares, bagunçam o ciclo circadiano, levando a desequilíbrios metabólicos.

Os especialistas em medicina do sono defendem que o ideal é dormir de sete a nove horas por noite para descansar de verdade e manter o corpo funcionando como deve. Essa necessidade muda ao longo da vida: crianças e adolescentes precisam de um pouco mais do que isso (de oito a onze horas) e idosos, um pouco menos (de sete a oito horas). Mas não é só o número de horas que importa, e sim se você acorda disposto ou cansado, se tem energia suficiente durante o dia todo ou fica sonolento ou irritado em algum momento, o que pode ser sinal de sono insuficiente.

Vejo médicos falando que o certo é dormir oito horas por noite, mas essa indicação é baseada em dados populacionais, considerando o que ocorre com a média das pessoas, sem levar em conta as realidades individuais. As pessoas que não têm esse hábito, seja porque se sentem bem com menos horas de descanso ou porque têm um dia a dia que não lhes permite dormir todas essas horas, ficam se sentindo culpadas. Também há os gurus e coaches que pregam como fórmula do sucesso levantar todo dia às cinco da manhã. Isso não vale para todo mundo! Se vai contra o ritmo natural do corpo, vai contra a saúde. Estudos validam a importância da satisfação com o sono, e não do número de horas, para avaliação do bem-estar subjetivo.[15]

O momento das refeições e a qualidade nutricional desempenham um papel crucial na qualidade do sono. Ingerir uma refeição pesada no início da noite ou fazer lanches tarde demais pode prejudicar a capacidade do corpo de relaxar. O corpo na verdade enfrenta desafios ao tentar digerir alimentos durante a noite. O processo digestivo desacelera consideravelmente após o anoitecer, e isso pode levar a desconfortos como gases, dor de estômago e azia, desencadear a produção excessiva de muco ou causar congestão, contribuindo para um sono agitado.

A primeira orientação para quem sofre de refluxo gastroesofágico é evitar refeições volumosas ou pesadas próximas ao horário de dormir.

Assim, ao considerar a relação entre alimentação e sono, escolher opções mais leves e realizar refeições com antecedência pode contribuir para um descanso noturno mais tranquilo e favorecer a saúde digestiva geral.

* * *

A conclusão deste capítulo de novidades é que estamos em um processo perpétuo de descobertas. Como profissionais da saúde, precisamos ter humildade. O corpo não se relaciona apenas com seu estilo de vida, mas também com a microbiota e a epigenética das gerações anteriores. O cenário é bem mais complexo que um simples cálculo de calorias ou quantidades de nutrientes. Que tal darmos mais abertura à observação e ao autoconhecimento? Como diz Carl Jung: "Conheça todas as teorias, domine todas as técnicas, mas, ao tocar uma alma humana, seja apenas mais uma alma humana."

• PARTE 2 •

OS MAIORES MITOS QUE ENGOLIMOS

Durante meu doutorado e enquanto fazia minha pesquisa sobre neurociência do comportamento alimentar, eu não aceitava dar entrevista para jornalistas porque tinha medo de que minhas falas fossem distorcidas. Tinha receio de, em algum momento, ler algo do tipo "A nutricionista francesa liberou tudo!". Em maio de 2014 topei conceder minha primeira grande entrevista, como já contei na Introdução; aceitei conversar com a jornalista Renata Lacerda, da *Gazeta de Vitória*, que fora muito simpática em seu pedido. O resultado foi um artigo sensacional com o título "Vivemos hoje um terrorismo nutricional. As pessoas não sabem mais o que comer". Foi a primeira vez que o termo "terrorismo nutricional" apareceu aqui no Brasil. O texto viralizou e na mesma semana recebi mais de duas centenas de e-mails de pessoas que se identificavam com a situação de se sentirem perdidos sobre o que comer e o que não comer.

Na época, profissionais da saúde não podiam atender remotamente, e fiquei pensando em como poderia ajudar tantas pessoas que começaram a me procurar. Foi quando montei meu primeiro curso on-line de educação nutricional, o Efeito Sophie, de um jeito bem improvisado, sem recursos nem estratégia de marketing. Eram vídeos curtos em que eu derrubava mitos de nutrição. Olhando agora, foi o embrião do que proponho neste livro.

Meu consultório ficou mais movimentado do que nunca. Atendendo tanta gente, comecei a acompanhar os modismos que surgiam em torno da alimentação e da nutrição, muitas coisas que eu não sabia que estavam acontecendo e circulando na internet e os pacientes iam me atualizando. A confusão era tamanha que eu passava a maior parte do tempo da consulta reorganizando as crenças das pessoas.

O terrorismo nutricional é a prática de disseminar informações alarmistas ou enganosas sobre alimentos, dietas ou ingredientes, criando medo e confusão em relação à alimentação e levando a acreditar que existem alimentos que devem ser evitados a qualquer custo, que engordam e emagrecem, que aumentam o risco de desenvolver doenças ou são capazes de curá-las. Muito do medo e da desinformação é propagado por gurus charlatães da alimentação, que enriquecem vendendo livros, suplementos e até o acesso a suas "comunidades de bem-estar on-line". Não acredite em ninguém que liga quaisquer alimentos a uma suposta capacidade de purificação ou limpeza, ou os associa a doenças, ganho ou perda de peso. Esse tipo de pensamento limita demais as pessoas em suas escolhas, fazendo-as focar somente no alimento e esquecendo que comer é um ato muito mais amplo.

O que mais vejo no consultório é medo e culpa ao comer. Em um momento da história humana com tanta abundância de comida (ainda que não para todos, infelizmente), em vez de bem-estar e felicidade, chegamos a um estado de ansiedade e preocupação sobre o que podemos e não podemos comer, o que faz bem e o que faz mal.

Um dia atendi uma mãe bastante ansiosa porque a filha, de 10 anos, tinha parado de comer. "Como assim parou de comer?" Aconteceu após uma consulta com a pediatra: a médica olhou a menina e achou que ela estava com a barriga grande demais para a idade, precisava diminuir. Para isso, entregou uma relação de alimentos que ela deveria evitar – e tinha até arroz! Puro terrorismo nutricional, desnecessário, estressante e traumatizante. Diante de tantos alimentos a serem cortados, a menina, provavelmente perdida e com medo, resolveu parar de comer.

Sou especializada em dificuldades alimentares em crianças e nunca tinha visto nem lido sobre algum caso parecido. Conversamos sobre a importância de comer para abastecer o corpo, fiz referência ao pet dela e, por fim, para tornar as coisas um pouco mais leves, sugeri que a paciente me contasse quais alimentos queria saber se podia ou não comer, e eu responderia montando uma lista do que poderia. Ela começou tímida e foi se empolgando:

– Arroz?

– Pode – respondi, anotando no papel.

– Batata frita?

– Pode!

– Salsicha?

– Pode!

– Pavê?

– Pode!

A lista foi ficando longa e a garota, mais animada. Até que sugeri fazermos outra lista, agora com o que ela não poderia comer. O semblante dela mudou, ficando angustiado.

Comecei:

– Vidro pode?

Ela me olhou assustada e respondeu:

– Não!

– Madeira? – perguntei.

– Não!

– Pedra?

– Não pode! – respondeu ela, já achando muito engraçado.

Assim foi nossa consulta. A menina saiu aliviada e, o mais importante, voltou a comer. Foi triste perceber que a médica que a atendera, sem perceber, em 15 minutos de consulta deixara a menina amedrontada e tinha acabado com a paz dela para comer.

Escutando ativamente os pacientes, consigo perceber quantos erros e informações equivocadas eles carregam a respeito de nutrição, peso e comportamento alimentar. Confusos sobre o que é certo e o que é errado, muitos se sentem culpados por não conseguirem se alimentar de forma saudável e manter o peso, por emagrecerem e engordarem tudo de novo, sendo que a ciência mostra que é exatamente isso que acontece quando decidimos seguir dietas restritivas.

Meu papel é acolhê-los dizendo que são vítimas de mitos que circulam na internet e nos meios de comunicação. Por causa de discursos radicais e irresponsáveis de profissionais e influenciadores da saúde, cada vez mais gente acredita, por exemplo, que precisa substituir o pão francês pela "crepioca" no café da manhã, o café com leite pelo suco verde e o arroz e feijão de todo dia por qualquer outra coisa que esteja na moda, como frango com batata-doce. As pessoas fazem isso sem questionar nem refletir se esse tipo de troca condiz com seu estilo de vida, com a região onde vivem e, principalmente, com o que o corpo está pedindo.

Quando você embarca no tipo de nutrição que diz que isso ou aquilo faz mal ou engorda e que é preciso controlar a alimentação, você fica em alerta, preocupado, se organiza para consumir o que é vendido como "bom" ou "saudável". O excesso de informação aumenta a preocupação com a comida e prejudica a saúde física e mental.

Embora isso possa parecer um convite para comer "besteiras" sem pensar, não é. Hoje sabemos que uma das principais causas da obesidade e dos problemas relacionados com a comida tem menos a ver com o que se come, e mais com a forma como se come: obcecadamente, criando demônios e proibições que só geram mais desejo e ansiedade. Essa preocupação constante alimenta uma indústria muito lucrativa. Quero ajudar você a não virar refém do terrorismo nutricional nem dos oportunistas da saúde na internet, que ganham dinheiro propagando desinformação enquanto você perde saúde.

Pelo bem da nossa saúde: chega de fobias alimentares. Meu intuito não é impor uma alimentação específica, e sim ajudá-lo a questionar o que vem sendo disseminado como regra rígida. Nos capítulos a seguir, reuni alguns dos mitos que mais causam confusão e atrapalham a relação com a comida, selecionados de acordo com o que escuto com mais frequência nas consultas e dos meus seguidores nas redes sociais. Para organizar a leitura, separei-os em dois grupos: mitos relacionados a alimentos e nutrientes; e mitos que dizem respeito a peso, doenças e comportamento. Se ainda restarem dúvidas sobre os assuntos abordados, vale a pena consultar um profissional atualizado e comprometido a apoiar você em sua busca por saúde e bem-estar. Vamos lá? Relaxe e curta!

CAPÍTULO 4

Mitos sobre alimentos e nutrientes

GORDURA É UM PROBLEMA?

Tem coisa mais gostosa do que manteiga derretendo no pão quentinho? Quando digo que todo mundo pode comer pão com manteiga no café da manhã, muita gente arregala os olhos: "Como assim, doutora Sophie?" Afinal, estamos ouvindo há mais de 35 anos que devemos comer margarina em vez de manteiga, beber leite desnatado em vez de integral, evitar alimentos gordurosos o máximo possível, especialmente os que contêm gordura saturada. Aprendemos a ter medo da gordura e fugir dela a qualquer custo, achando que é sinônimo de colesterol alto, artérias entupidas, risco de doença do coração e peso maior na balança.

Na época dos nossos avós, comida boa e saudável tinha que ter gordura, e ninguém tinha medo de cozinhar com banha de porco, que era o mais comum. As pessoas comiam até se sentirem satisfeitas, sem preocupações com calorias e respeitando a própria fome. Na França, não existe cozinhar sem gordura; a manteiga é central na culinária e na alta gastronomia, e os índices desses problemas de saúde entre os franceses estão entre os menores do mundo. Ao longo dos anos, no entanto, com todas essas orientações disseminadas, fizemos bastante esforço para tirar a gordura da nossa vida, tanto na comida quanto no corpo. Instalou-se aos poucos uma verdadeira gordofobia.

Pensando no homem das cavernas, ele conseguiu sobreviver à fome e às dificuldades da vida graças a uma alimentação rica em energia, inclusive de gordura animal. Ainda não existia agricultura, a oferta de alimento era sazonal, e nossos ancestrais comiam muitos grãos e raízes. A caça era ocasional, pois demandava muito trabalho. Até recentemente se acreditava que o homem das cavernas comia muita carne e poucos carboidratos. Mas, a partir do estudo de sítios arqueológicos e da composição de alimentos encontrados nos dentes dos humanos pré-históricos, descobriu-se que sua dieta era formada principalmente de carboidratos, com pouca presença de carnes animais.

Durante as épocas de escassez, só sobrevivia quem tinha boas reservas de gordura corporal. A gordura corporal tem o papel de estocar energia e proteger contra a desnutrição. Essa forma de adaptação ficou presente no nosso sistema de sobrevivência e foi primordial para nossa evolução.

É importante perder o medo da gordura e incluí-la na alimentação, pois esse é um nutriente que desempenha diversas funções no organismo: compõe a membrana das nossas células, atua na produção de hormônios (como a testosterona, o estrogênio, a progesterona), contribui para a saúde do cérebro, que é constituído em grande parte de gordura, e aumenta a saciedade. Tudo isso além de deixar a comida mais gostosa. Viu quanta coisa?

Mais recentemente, a discussão abandonou a afirmação de que "toda gordura faz mal" e passou a categorizar as gorduras como boas ou más. Gorduras boas seriam todas as de origem vegetal (monoinsaturadas e poli-insaturadas) e as más seriam as de origem animal (saturadas). O excesso de gordura saturada contribui para o risco de desenvolver inflamações, alterações metabólicas e aumentar o colesterol no sangue. E isso pode desencadear vários problemas de saúde. Mas é preciso ter cautela com os extremismos. Comer gordura não faz ninguém ganhar peso no ato nem ter um infarto fulminante! O exagero, sim, deve ser evitado – e isso vale para todos os nutrientes.

Com o tempo, a ciência veio confrontar a ideia de que a gordura saturada é vilã da saúde. Um importante estudo publicado no *British Medical Journal*[1] afirma que a fobia da gordura saturada não tem razão de ser, pois o nutriente não aumenta o risco de doenças cardiovasculares nem interfere no peso quando consumido sem exagero. Aqui entra em jogo a noção de hormese individual, pois ainda não há consenso sobre qual seria a dose ideal de gordura para cada pessoa. É muito provável que ela varie de indivíduo para indivíduo. Em 2015, uma meta-análise canadense[2] concluiu que a ingestão de gordura saturada não estava associada ao aumento do risco de AVC, diabetes tipo 2 ou morte por doença cardíaca. Ainda há grandes debates em curso e muitos cientistas se manifestam contra as diretrizes nutricionais estabelecidas.

O que é aceito universalmente pelos cientistas é que as gorduras trans aumentam o risco de doenças cardiovasculares por meio de processos inflamatórios.[3] Essas gorduras estão presentes naturalmente, em pouca quantidade, em alguns produtos animais, como o leite, mas suas versões desenvolvidas artificialmente estão presentes em maior quantidade em alimentos ultraprocessados e entram na composição de uma ampla gama de fast-foods, biscoitos e itens de panificação. Um estudo[4] analisou os rótulos de produtos disponíveis no ano de 2017, no Brasil, e demonstrou que a gordura industrial trans aparecia na composição de ultraprocessados como sorvetes, massas instantâneas, salgadinhos de pacote, bolos prontos, biscoitos, chocolates, pipoca de micro-ondas e margarina. Hoje existe um esforço mundial para diminuir e até erradicar o uso da gordura trans na indústria. No Brasil, a regulamentação sobre seu uso nos alimentos foi modificada nos últimos anos.[5] Desde 1º de janeiro de 2023 estão proibidos a produção, a importação, o uso e a oferta de óleos e gorduras parcialmente hidrogenados (também conhecidas como gorduras trans industriais).[6]

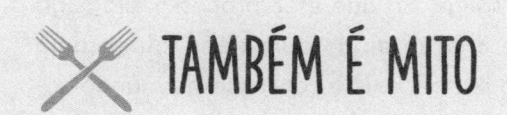

TAMBÉM É MITO

Margarina é mais saudável do que manteiga?

Não existe consenso em relação à qualidade superior de uma em relação à outra e é difícil debater sobre quem é a mocinha e quem é a vilã do estilo de vida saudável. A manteiga é mais natural, mas contém gordura saturada e colesterol, enquanto a margarina não contém colesterol, mas é industrializada e passa por um processo de interesterificação, que é um novo método para substituir a hidrogenação e evitar a produção de gordura trans. Até agora não há muitos estudos sobre esse assunto, mas essa parece ser uma alternativa mais saudável. Como sempre, há um confronto entre a visão reducionista (que foca nos nutrientes e nas calorias) e a visão holística (que olha o alimento em função do seu grau de processamento e origem).

O que acho importante esclarecer é que a manteiga não é inimiga da saúde, como foi rotulada por tantos anos. Ela é produzida a partir da gordura do leite, portanto é uma fonte de vários ácidos graxos, saturados e não saturados. O terrorismo nutricional faz parecer que tudo que contém ácidos graxos saturados é ruim, inflamatório e deve ser retirado da alimentação. Mas não é assim! Por exemplo, existem ácidos graxos de cadeia curta que são interessantes para a saúde, inclusive favorecendo a microbiota.

As margarinas, por sua vez, são feitas a partir de óleos vegetais que contêm mais ácidos graxos insaturados. Antigamente, durante o processo industrial, havia uma fase de hidrogenação para modificar a consistência dos óleos vegetais de líquida para sólida. Só que esse processo, elogiado durante anos, leva à criação de gordura trans (ou gordura hidrogenada). Como já falei, existe consenso no mundo sobre evitar ao máximo o consumo de gorduras trans – e veja que é raro haver consenso em nutrição. O processo mais utilizado hoje pela indústria é o de interesterificação, que até agora não foi associado a prejuízo à saúde.

Resumindo: para qualquer uma das duas opções, a regra é bom senso e moderação no consumo. Se você gosta mais de margarina, pode comer, pois não é veneno. Mas se prefere o sabor da manteiga, como eu, pode comer sem medo! É um produto natural e pouco processado.

O óleo de coco vai "salvar o mundo"?

Alguns anos atrás, o óleo de coco surgiu como se fosse um alimento mágico: as notícias, os profissionais e os fabricantes (é claro) o vendiam como se ele tivesse mil e uma funções – de tratamento de beleza a ingrediente coringa na cozinha –, como se fosse benéfico para todo mundo e pudesse ser consumido sem limites. Mas a virtude mais alardeada, sem dúvida, era seu suposto poder emagrecedor. Atualmente o óleo de coco não é onipresente como já foi, mas bastante gente ainda acredita nos seus benefícios e o usa para tudo na cozinha. Além disso, na internet há muita informação desatualizada. Os adolescentes ou pessoas que não acompanharam o debate em torno do assunto podem se deixar levar por notícias e dados antigos. Por isso quis falar dele aqui.

Amplamente divulgado como uma "gordura boa" na época em que surgiu, o óleo de coco teria a capacidade de acelerar o metabolismo e impulsionar a perda de peso devido a características de sua estrutura química: por ser composto por ácidos graxos de cadeia média, ele seria mais facilmente absorvido e "queimado", isto é, convertido em energia pelo organismo. Não há nenhuma evidência científica que comprove isso.

Se você gosta de óleo de coco, se acostumou com o sabor e quer continuar usando em suas preparações na cozinha, tudo bem! É um óleo vegetal, só que com ácidos graxos saturados, e, como as demais gorduras, deve ser consumido sem exagero. Tudo em excesso faz mal, e o ideal é diversificar as fontes de gordura na alimentação porque o corpo precisa de nutrientes variados. Eu, pessoalmente, uso óleo de coco na moqueca, fica uma delícia!

Para cada estudo apontando ações benéficas, existem diversos outros que dizem o contrário. Inúmeras pesquisas mostram que consumir esse tipo de óleo (vegetal, sim, mas com gordura saturada) em grandes quantidades pode contribuir para aumentar o risco de inflamação, de ganho de gordura e de diabetes do tipo 2, e pode também elevar os níveis de colesterol LDL (o chamado "colesterol ruim") e o risco de doenças do coração. Ou seja, pode causar o efeito oposto do desejado e ser ainda pior para a saúde.[7]

VOCÊ TOMA *BULLETPROOF COFFEE*?

Algumas pessoas colocam óleo de coco em absolutamente tudo, comem direto na colher, jogam por cima da salada de frutas. Mas nenhuma combinação ficou mais popular do que o chamado *bulletproof coffee* (café à prova de bala). A fórmula é simples: café, manteiga sem sal (mas nem todo mundo coloca) e uma colher de óleo de coco. Os benefícios? Teoricamente, muitos: além de emagrecer, a combinação teria a capacidade de "turbinar" a mente, aumentar a concentração e melhorar o desempenho na hora da atividade física. Mas nada disso, nada mesmo, é cientificamente comprovado!

Assim como boa parte dos modismos alimentares, esse também começou nos Estados Unidos. Quem o popularizou foi um empreendedor do Vale do Silício, que passou a divulgar a mistura de café com óleo de coco como parte de sua rotina para melhorar a saúde e a performance mental. Na mesma época, fundou uma empresa alimentícia chamada Bulletproof 360 – que vende óleo de coco, ou óleo MCT (triglicerídeo de cadeia média), como suplemento com supostos benefícios à saúde, que vão desde o aumento da energia até o controle do apetite. Ele chegou a lançar um livro para divulgar suas dicas de estilo de vida, inclusive o "café à prova de bala".

A bebida logo virou febre entre as celebridades americanas, e a fama se espalhou pelo mundo todo. No Brasil, a moda começou entre os influenciadores fitness e os "marombeiros" em busca de emagrecer e modelar o corpo. Você provavelmente já viu algum famoso ou alguma famosa comentando os benefícios de consumir essa mistura em jejum para acelerar o metabolismo e aumentar a saciedade. Como pode deixar a pessoa sem fome, passaram a acreditar que leva à perda de peso, mas não há qualquer evidência científica a esse respeito. Na realidade, não é outra coisa senão uma bomba que estressa seu corpo. Pare com isso!

CARBOIDRATO É INIMIGO DA ALIMENTAÇÃO?

O carboidrato vive no centro das discussões e o incentivo para reduzir seu consumo rende muita desinformação. Ainda que seja benéfico diminuir a ingestão de carboidratos em alguns casos, pois muita gente realmente os consome em quantidades excessivas, como base da alimentação e deixando de fora legumes e frutas, ele continua sendo nossa primeira fonte de energia. Entrar em guerra com esse macronutriente é entrar em guerra com você mesmo e sua sobrevivência.

Gosto de voltar à base da biologia e da nutrição para ajudar a esclarecer de uma vez por todas por que não devemos condenar o carboidrato na nossa alimentação. Começo com a seguinte pergunta: de onde vem a energia que nos mantém vivos no planeta Terra? A maioria das pessoas vai acertar: do Sol; sem ele, todo mundo morre. Foi provavelmente o que aconteceu na época dos dinossauros, quando uma grande explosão gerou uma nuvem de poeira imensa, que bloqueou a luz solar e fez morrer a vegetação e todas as outras formas de vida. Afinal, sem vegetação, não há oxigênio nem comida. Em seguida, pergunto: quais seres vivos são capazes de captar a luz do Sol e transformá-la em alimento? São as plantas. Por meio da fotossíntese, elas fabricam e armazenam carboidratos como glicose, frutose, amido, fibra e outros, e isso acontece na planta propriamente dita, nos grãos e nas raízes.

Quando comemos carboidratos, comemos energia do Sol.

Essa explicação simples ajuda – e muito – meus pacientes pequenos e até os adultos a voltarem a incluir o nutriente na alimentação.

Os carboidratos, também conhecidos como hidratos de carbono, glicídios ou açúcares, são compostos por átomos de carbono, hidrogênio e oxigênio. São biomoléculas abundantes na natureza, que compreendem desde o açúcar que utilizamos para adoçar os alimentos até a celulose presente nas células vegetais. Uma de suas principais funções é fornecer energia para as atividades diárias do organismo, além de nutrir nossa microbiota. Há vários tipos de carboidratos, e eles estão contidos na maioria dos alimentos, não somente nas plantas. O termo "açúcar", usado de maneira ampla, pode englobar vários tipos de carboidratos, e isso leva a muita confusão: o açúcar do sangue (glicose), o açúcar de mesa (também conhecido como sacarose, formado de glicose e frutose), os açúcares em geral (dezenas de compostos usados pela indústria, como o xarope de glicose, o açúcar invertido, a dextrose, a maltodextrina...), a frutose (encontrada em frutas), a galactose, a lactose (formada por glicose e galactose). Tem também o amido, que é um carboidrato complexo composto por longas cadeias de glicose, presente nas batatas, no arroz, no pão e nas massas. E as fibras, que são carboidratos complexos que o corpo humano não consegue digerir completamente. As fibras são essenciais para a saúde digestiva e podem ser encontradas em alimentos como grãos integrais, sementes, frutas, legumes e leguminosas.

Quando você ingere carboidratos, o corpo quebra as moléculas em açúcares simples, como glicose ou frutose. Enquanto a glicose entra na corrente sanguínea e é utilizada como substrato de energia pelas células do corpo, a frutose é metabolizada no fígado – e, quanto está em excesso, acaba sobrecarregando a capacidade metabólica do fígado e é armazenada na forma de gordura. A glicose é a base da nossa energia; é como se fosse a nossa gasolina.

Sabia que o cérebro precisa de glicose? Quando a ingestão é insuficiente, os primeiros efeitos se mostram na saúde mental: irritação, mau humor, déficit cognitivo e até risco de depressão e ansiedade.

A quantidade de carboidratos que uma pessoa deve consumir varia de acordo com vários fatores, como idade, sexo, nível de atividade física, composição genética individual e estado de saúde.

Por tudo isso, dá para entender que o carboidrato não tem nada de vilão, não é? Pode comer, sim! No entanto, as orientações para evitar a qualquer custo as gorduras fizeram com que a população aumentasse o consumo de carboidratos. Eles não são, por si sós, culpados pela epidemia de obesidade que assola o planeta, mas têm sua contribuição. A pirâmide alimentar colaborou para isso, colocando os carboidratos como base da alimentação. Hoje isso é considerado um grande erro da nutrição.

Os adeptos das dietas *low carb* e *paleo* se baseiam no raciocínio de que, para emagrecer e ter saúde, é importante diminuir a produção de insulina, que é o hormônio que mais regula a gordura corporal – essa é a teoria da insulina. Quando consumimos alimentos que contêm carboidratos, a glicose liberada entra na corrente sanguínea, elevando os níveis de glicemia. Em resposta, o pâncreas secreta o hormônio insulina para regular esses níveis. A insulina facilita a absorção de glicose pelas células para que ela seja utilizada como fonte de energia pelas mitocôndrias ou armazenada para uso em outras funções. No entanto, o consumo em excesso de carboidratos como base da alimentação pode levar ao longo do tempo a um aumento na produção de insulina e até uma resistência a ela. O aumento dos níveis de insulina pode fazer engordar e sobrecarregar o pâncreas, podendo levar a complicações e até a diabetes. Valores muito altos de glicose no sangue são tóxicos para as células. Caso se tornem um padrão, a longo prazo todo o organismo é afetado.

Vale lembrar que proteínas também podem elevar a produção da insulina e que cada corpo é diferente; não podemos simplificar. É verdade que consumimos carboidratos demais e vale a pena reduzir sua ingestão, mas não declarando guerra a eles e sim comendo melhor.

Precisamos dos dois: carboidratos e gorduras! O importante é incluir mais grãos integrais, raízes, frutas e leguminosas – em vez de tantos produtos industrializados ricos em açúcares adicionados –, e privilegiar comida fresca e caseira no lugar de alimentos ultraprocessados. Se você tem dificuldade com as quantidades, pode ser interessante buscar um nutricionista para ajudá-lo a fazer as pazes com o carboidrato e entrar no caminho certo para alcançar ou se manter em um peso mais saudável, incluindo mais variedade na sua alimentação.

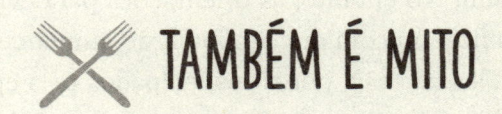

TAMBÉM É MITO

A dieta low carb é a mais saudável?

Por que a *low carb* parece funcionar? Quando você retira o carboidrato da alimentação, tira a "gasolina" do corpo, a maior fonte de substrato de energia. Sem a glicose, o corpo, com sua inteligência, vai buscar outras fontes de energia para funcionar, metabolizando glicose a partir do consumo dos próprios músculos e da gordura corporal, por exemplo. O corpo também pode entrar em cetose, criando cetonas para usar como fonte de energia. Isso pode resultar em uma perda de peso espetacular no começo (especialmente se é a primeira dieta da sua vida), e por esse motivo muita gente se anima e vai em frente. Mas o que se perde assim é principalmente água e músculo, não gordura.

Passar muito tempo em *low carb* coloca o corpo em cetose, um processo natural do organismo que tem como objetivo a produção de energia a partir de gordura quando não há quantidade suficiente de glicose disponível. Esse estado leva à produção de corpos cetônicos, compostos geralmente produzidos em pequenas quantidades, mas que em grande concentração podem deixar o indivíduo sem fome no começo. Você "seca", mas, para seu corpo, pode ser um grande estresse. Esse emagrecimento rápido dá a entender que o carboidrato faz engordar, quando, na realidade, foi a falta de energia que fez o corpo usar suas reservas para se sustentar.

Mesmo conseguindo "cortar" carboidratos por algum tempo, para a maioria das pessoas a perda de peso com dieta *low carb* não é saudável nem sustentável. Ela gera um grande estresse no corpo e no cérebro, que se defenderá e fará de tudo para você voltar a comer. Resultado: obsessão por doces, risco de exagero, culpa e reganho de peso. Sua relação com a comida muda. No meu consultório, muitos casos de transtorno de compulsão alimentar começaram com uma *low carb* muito restritiva. Muitos pacientes voltaram a ganhar peso e contam que viraram "formigas" evitando carboidratos, que agora só pensam em doces!

Já contei aqui a história da dieta *low carb* prescrita pelo pediatra para um bebê de 18 meses, que resultou na criança chorando o dia inteiro na frente da geladeira e roubando o lanche do irmão. Tive que explicar a importância desse macronutriente para a mãe voltar a oferecê-lo à criança. Imagine que ela comia até três ovos de manhã (três ovos com 18 meses!), um absurdo! Claro que ela tinha emagrecido, estava perdendo saúde física e mental. Quando incluímos carboidratos de volta a mãe ficou preocupada pelo risco de reganho de peso, e precisei esclarecer que ela deveria confiar naquele pequeno corpo em crescimento, pois provavelmente iria recuperar a curva de desenvolvimento de antes da dieta (o que aconteceu), mas com um comportamento alimentar mais tranquilo e um apetite menos exacerbado. Esse tipo de orientação para crianças é contraproducente e aumenta o risco de obesidade e transtornos alimentares no futuro.

Não pode comer carboidrato à noite?

Quem nunca ouviu falar que comer carboidrato à noite engorda? Comecei a escutar isso quando cheguei ao Brasil. Mas por quê? Afinal, as populações mais magras do mundo não restringem carboidratos à noite: os japoneses consomem arroz branco, os italianos têm pizza e macarrão e os franceses, pão e batatas, não é? Ainda assim, esse é um mito difícil de quebrar.

Pense bem: o que você come durante o dia inteiro é mais importante do que os carboidratos que consome em um momento específico, ainda que seja à noite. Não é tanto a hora do dia que determina o ganho de peso, mas sim a quantidade total de tudo que você ingere durante a semana, assim como a qualidade dos alimentos que compõem sua alimentação. Ou seja, ganhar ou não ganhar peso depende do seu comportamento e da qualidade do que você consome. Porém, o que pode existir é uma tendência a restringir o consumo de alimentos o dia todo, e isso pode resultar numa grande perda de controle à noite. Nesse momento, seu corpo não vai buscar brócolis ou cenouras, e sim a energia dos carboidratos e das gorduras.

Consumir carboidratos à noite pode contribuir para uma sensação de saciedade, o que pode ajudar a pessoa a comer em paz e sem excesso, assim como a dormir melhor (ver seção sobre crononutrição). O metabolismo de cada um é diferente, e a forma como o corpo processa os nutrientes pode variar. Algumas pessoas podem tolerar bem carboidratos à noite, enquanto outras podem preferir menos. Deixe esse mito para lá!

Não pode misturar dois carboidratos na mesma refeição?

Nunca li nenhum estudo científico que defendesse a ideia de que jamais devemos colocar dois tipos de carboidrato no prato, apesar de essa ser uma crença comum. O importante é incluir variedade na alimentação. O grupo dos alimentos energéticos (carboidratos e gorduras) é importante, porém não deve dominar as refeições. Você tem direito de comer em paz e com liberdade para colocar no seu prato o que for do seu gosto. Confesso que quando cheguei ao Brasil achei estranho misturar arroz, batata frita e purê. Mas a questão é não exagerar nas quantidades, tomando o cuidado de não encher o prato somente com carboidratos e deixar de comer outros grupos de alimentos.

ALIMENTOS INTEGRAIS SÃO MELHORES DO QUE OS REFINADOS?

Nas consultas comigo, quando um paciente chega contando que come pão integral no café da manhã e arroz integral no almoço ou no jantar, sempre quero saber: "E você gosta?" Na maioria das vezes a pessoa arregala os olhos, como se fosse uma pergunta sem sentido ou querendo dizer algo como: "Já que é mais saudável, por que você está questionando, doutora?"

Erro número um: achar que não importa o que você prefere, e sim o que é mais saudável. Comida é prazer, não sacrifício. Quando você come em paz e com gosto, saboreando o alimento, fica mais satisfeito. Erro número dois: achar que arroz, pão ou qualquer outro alimento em sua versão integral é superior ao refinado. A confusão existe por causa da guerra contra o carboidrato, especialmente o "branco", como se ele fosse o vilão que faz você engordar ou inflamar.

Uma vantagem dos cereais integrais (e seus derivados, como pão e macarrão) em relação aos refinados é a maior quantidade de fibras, já que eles não passam pelo intenso processo de refino que leva esses e outros nutrientes embora. Está comprovado que consumir mais fibras pode melhorar a saúde intestinal e a microbiota, contribuindo para a saúde do corpo inteiro. As fibras também aumentam a saciedade, então podem ajudar a pessoa a ficar cheia comendo menos.

Uma paciente, quando perguntei se gostava do arroz integral que colocava no prato, respondeu "não!" quase chorando. Quando expliquei que ela podia voltar a comer arroz branco e acrescentar fibras de outra maneira, como por exemplo com feijão e legumes, ela chegou à sessão seguinte contando que estava achando incrível comer com permissão e que estava comendo menos, saboreando cada garfada do seu amado arroz branco.

De modo geral, atualmente a alimentação das pessoas é pobre em fibras, pois elas consomem menos legumes e frutas e mais produtos processados e ultraprocessados do que seria o ideal. Mas isso não quer dizer que a saída seja passar a comer tudo integral e nada processado. O risco de acabar consumindo coisas de que você não necessariamente gosta, mas acha que fazem bem à saúde, é enorme. Comer arroz integral pensando que é mais saudável, porém sem gostar do sabor, vai torná-lo menos saudável. Tudo bem comer arroz branco: é só combinar com alguma variedade de feijão e seus legumes preferidos para conseguir uma boa quantidade de fibras, além de uma refeição deliciosa. Ou, se quiser diversificar o cardápio e acostumar o paladar com alimentos diferentes – o que é excelente –, incluir mais frutas, vegetais, sementes, leguminosas e (por que não?) arroz integral de vez em quando, desde que sem obrigação.

No café da manhã é a mesma coisa: quanta gente abre mão do pão com manteiga porque não se permite, acha que vai arruinar a dieta. Não vai! Que delícia começar o dia com um pão quentinho com manteiga derretendo, uma xícara de café com leite... Você pode comer seu pãozinho tranquilamente. As fibras podem vir de uma banana com aveia ou meio mamão com granola. Permitir-se comer o que gosta faz toda a diferença para sair da mesa satisfeito. Essa paz ao se alimentar traz uma libertação que nos faz comer menos e melhor. Relaxe e experimente!

O terrorismo nutricional também causa muito prejuízo à alimentação das crianças. Já vi nutricionistas trocarem o arroz branco pelo integral no refeitório da escola, com intenção de deixar a refeição "mais saudável". Se as crianças têm a opção de escolher entre ele e o arroz branco, está ótimo. O problema é que normalmente existe uma imposição, como se arroz integral fosse mais saudável e pronto. E muitos pais acham o máximo. Mas o que acontece? Alguns alunos deixam de comer, pulam o almoço ou até preferem pegar um sanduíche ou qualquer outra coisa não tão "saudável", mas gostosa, e ir brincar.

Tem mãe que só faz bolo "fit" em casa, com farinha integral e adoçante, achando que assim vai ajudar o filho ou a filha a comer melhor. A criança come de cara feia, é claro. Pode até repetir, pedir outro pedaço, mas na maioria das vezes é porque está procurando prazer e satisfação naquilo. E quando vai às festinhas dos amigos, onde tem bolo de verdade, se esbalda e pode até comer em excesso. Concorda que esse comportamento não é dos melhores?

A indústria alimentícia, com o pretexto de produzir alimentos supostamente mais saudáveis e até vendê-los por um preço maior, acrescenta fibras em tudo, na forma de farinhas e farelos integrais. O problema é que as fibras utilizadas para enriquecer esses produtos costumam ser todas de um mesmo tipo, o que não é tão benéfico para a microbiota intestinal, já que ela gosta de diversidade e pode ficar saturada. Procure mais fibras, sim, mas de fontes diversificadas, de preferência vindas de alimentos frescos e caseiros. Consumir tudo integral não só não é gostoso como pode prejudicar o intestino e até a saúde. O excesso deixa a alimentação monótona, e fibras demais podem até irritar o intestino.

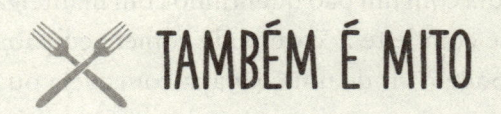

TAMBÉM É MITO

É importante saber o índice glicêmico do alimento?

Se você nunca ouviu falar sobre índice glicêmico, pode pular para o próximo mito. Essa informação é interessante para o profissional da saúde e nunca deveria ter começado a ser usada para orientar o paciente, pois não tem sentido e só faz aumentar a vigilância sobre o comer.

O índice glicêmico (IG) é um fator utilizado para comparar os carboidratos em relação à sua capacidade de aumentar o nível de glicose no sangue (glicemia): quanto mais elevado o IG, mais risco de elevar a glicose sanguínea rapidamente. Picos de glicemia podem induzir picos de insulina, que é o principal hormônio regulador da gordura corporal. Sendo assim, carboidratos refinados (que têm IG mais alto) teoricamente teriam mais chance de virar gordura armazenada no corpo. Mas isso não é tão simples assim.

Primeiro porque, se você tem um metabolismo regulado e uma alimentação equilibrada, sem dieta restritiva, o corpo funciona com a ingestão de todos os tipos de comida – não faz tanta diferença se é refinada ou integral.

O estômago irá receber como uma refeição. O índice glicêmico dos alimentos, como costuma aparecer em muitas tabelas na internet, é calculado de forma isolada, e quase sempre comemos uma coisa combinada com outra: pão com manteiga, arroz com feijão, macarrão com molho e queijo. Quando você faz uma refeição completa, os alimentos interagem entre si, um equilibra o índice glicêmico do outro, e fica tudo bem. Um pão branco pode ter IG elevado, mas, quando você passa manteiga, o IG baixa. As fibras, proteínas e gorduras ajudam a reduzir o pico de glicemia provocado pela ingestão do carboidrato.

É mais interessante ensinar esse tipo de coisa para o paciente, em vez de lhe dar uma tabela de alimentos a evitar ou priorizar! De maneira geral, vale a pena fazer refeições variadas. A ordem de ingestão dos alimentos pode ser sugerida, mas não imposta: dar preferência a fibras, proteínas e gorduras em primeiro lugar, depois incluir os carboidratos. Muitos crescem, assim como eu cresci, com um bom padrão de alimentação em sua cultura familiar (e nem precisam ser cientistas): uma entrada de legumes crus ou cozidos (cenoura ralada, pepino, tomate...) com molho de azeite com vinagre de vinho, um prato principal gostoso com carne (ou peixe ou ovos) e arroz ou batata ou macarrão, junto com alguns legumes. E nunca faltava sobremesa! Depois de uma refeição completa é o melhor momento para comer doce: você está satisfeito e não causa um grande pico de glicemia e insulina.

Escolher o que comer pensando no índice glicêmico é como reduzir a alimentação às calorias e aos nutrientes: miramos em um objetivo e acertamos outra coisa. Não dá para saber como o corpo vai reagir ao que você come, mas é certo que a sua fome, seu estado emocional e a combinação de alimentos importa. Cada pessoa tem a sua própria reação glicêmica, que não é igual para todos e muda em função de muitas variáveis. A mesma pessoa pode consumir um alimento quando está com fome e não ter um grande pico de glicemia, e comer a mesma coisa quando está estressada, apressada ou sem fome e acabar tendo um pico maior, pois o corpo não estava preparado para receber alimento. Precisamos parar de simplificar a nutrição!

AÇÚCAR FAZ MAL E VICIA?

De acordo com a OMS, a população brasileira consome 50% mais açúcares do que deveria. Para todas as faixas etárias, a ingestão deveria representar até 10% do total de calorias diárias consumidas, sendo que melhor ainda seria reduzir para 5%, de acordo com o próprio órgão. Você já vai entender por que estou usando açúcares, no plural. A grande mídia ataca o açúcar branco de mesa como se fosse o único vilão, mas é importante considerar outros tipos. Quase 100 nomes diferentes são utilizados pela indústria alimentícia para falar do açúcar, e talvez você reconheça alguns: xarope de glicose, frutose, açúcar invertido, glucose, maltodextrina...

Não há como negar que o açúcar proporciona prazer. O cérebro e o intestino têm receptores envolvidos no sistema de recompensa do corpo que são ativados quando consumimos açúcar, o que leva a sensações agradáveis. A ciência descobriu que se trata dos mesmos receptores que são ativados com o consumo de cocaína, e por isso muita gente gosta de dizer que o açúcar vicia. Mas eles também são ativados com a música – que ninguém chama de droga! São receptores do sistema de recompensa, mas não provocam vício assim que algo toca neles.

É verdade que quem come muitos açúcares pode necessitar de quantidades cada vez maiores para sentir a mesma satisfação. Ou seja, pode existir uma sensação de dependência. Mas isso não torna o açúcar uma droga. Não é preciso cortá-lo da alimentação. Nenhum estudo científico confirma essa tese de que açúcar vicia. Acreditar no contrário não ajuda a evitar o excesso. Quando você se proíbe de comer determinado alimento gostoso, a tendência é sentir mais desejo por ele e acabar exagerando quando se autoriza. Isso, sim, pode dar a impressão de se sentir dominado pelo açúcar ou alimento doce, porque você acaba comendo quase sem querer.

Ninguém deve embarcar no terrorismo nutricional de que açúcar é veneno. Açúcar não é obrigatório ou mesmo necessário, mas faz parte da nossa cultura, do nosso bem-estar, fornece energia para o organismo e traz saciedade.

Sua falta pode até aumentar o risco de o indivíduo desenvolver obsessão por doces e ter episódios de perda de controle, além do risco maior de depressão. Um pouco dele na alimentação não é tão prejudicial como pregam os radicais da nutrição. Em quantidade moderada, o açúcar pode muito bem fazer parte de uma alimentação saudável. Isso vale para todo mundo, mesmo as pessoas com diabetes!

Me lembro de quando fiz a revisão final do meu livro *O peso das dietas* e uma das editoras, sem me avisar, tinha acrescentado uma informação entre parênteses ao meu texto: "Todos nós podemos comer um pouco de açúcar (exceto diabéticos, claro!)." Não! As pessoas com diabetes também podem consumir açúcar e doces, desde que com orientação e planejamento apropriados. A própria Sociedade Brasileira de Diabetes defende que pacientes com diabetes podem comer de tudo. É impressionante como a crença de que açúcar é algo proibido para diabéticos permanece forte. Vale a pena, sim, reduzir o consumo. Todos nós deveríamos reduzir o consumo de açúcares. Qual é sua dose? É provável que seja menos do que está comendo atualmente! Mas essa é uma questão individual.

Várias pesquisas comprovam que o excesso de açúcar está associado ao risco de desenvolver obesidade e as doenças que decorrem dela, como as cardiovasculares, diabetes e até alguns tipos de câncer. O alerta vale para todo mundo, mesmo para quem não apresenta problema com o peso. Mas atenção: eu disse que está associado a risco de doenças, e não que causa doenças, ok? Nada de entrar em pânico.

Então, como encontrar moderação na ingestão de açúcar no dia a dia? Primeiro, prestando atenção no que consome. Se forem muitos alimentos industrializados, você provavelmente está ingerindo muitos açúcares ou adoçantes. Nesse caso, vale tentar comer mais alimentos frescos e caseiros, pois podemos ter mais controle dos ingredientes e das quantidades usadas na preparação. Depois, reeducando o paladar aos poucos para reduzir a ingestão de açúcares e adoçantes. Por exemplo, se você adoça o cafezinho com duas colheres de chá de açúcar, passe para uma colher, depois para uma colher de café, que é menor. São dicas que dou aos meus pacientes e funcionam muito bem. Com consciência, cada um decide a quantidade desejada e vai acostumando o paladar. É bom desmamar também dos adoçantes, pois não são uma boa solução para quem quer consumir menos açúcar.

Vejo mães que não fazem mais bolo para os filhos porque tem açúcar na receita. Ou colocam adoçantes, que na maioria das vezes alteram o sabor da comida. Esquecem que bolo é algo delicioso, que faz parte de uma vida normal. Agindo dessa forma, os pais estão criando crianças com um medo potencial do açúcar. Aí, é só uma questão de tempo para que comecem a comer escondido ou exagerem fora de casa.

As frutas também podem ajudar no processo de adaptação do paladar. São doces e ótimas opções de sobremesa, além de adjuvantes em preparações doces. Com o tempo, você vai ver que não precisa de tanto açúcar para achar as coisas gostosas. Confie no seu corpo!

É importante entender que quando falamos de açúcar não estamos falando somente daquele de mesa. Ele é derivado da cana-de-açúcar, assim como o demerara e o mascavo, que muita gente acredita serem mais saudáveis, mas não são muito diferentes. A única diferença é que passam por um processo menos amplo de refino, e por isso conservam mais propriedades nutricionais, como fibras e micronutrientes. Porém, como costumamos consumi-los em quantidades pequenas, o benefício nutricional desses tipos é quase inexistente e não tem relevância para a saúde, tecnicamente falando. Ou seja, é muito marketing. Tanto faz exagerar no açúcar branco ou no demerara: o prejuízo é o mesmo. Se você me perguntar qual é o melhor afinal, vou responder: o que você mais gostar, só que tentando reduzir a quantidade.

O açúcar também está na composição dos alimentos, tanto naturais quanto industrializados. Na natureza, vamos encontrá-lo principalmente nas frutas (a frutose) e na cana-de-açúcar (que dá origem à sacarose, formada pela combinação de glicose e frutose). É a frutose que confere sabor doce às frutas, e não a glicose, que é um açúcar insípido, ou seja, sem sabor. Esses açúcares naturais vêm sempre acompanhados de fibras, o que aumenta seu tempo de absorção no corpo. Sem as fibras da fruta, a frutose chega muito rapidamente ao fígado, onde é processada. O fígado tem um sistema enzimático que sabe lidar com a frutose; ela não vai para o sangue como a glicose, mas em excesso pode sobrecarregar esse órgão e provocar metabolização de gordura. Tem gordura no fígado e quer reduzi-la? Comece por diminuir o consumo de bebidas doces e produtos ultraprocessados em vez de cortar drasticamente as gorduras, como vem sendo feito.

Alguns profissionais da saúde sugerem que, para emagrecer e ter saúde, é melhor reduzir o consumo de frutas, *in natura* ou como suco, demonizando a frutose de maneira radical. Um profissional da saúde que desestimula a ingestão de frutas é, na minha visão, um profissional desatualizado ou adepto do terrorismo nutricional. Todas as frutas são excelentes, e quanto maior a variedade delas na alimentação, melhor.

Não existe consenso sobre a quantidade ideal. Em geral, as pessoas são incentivadas a comer até três por dia, mas também é possível estar com saúde sem comer frutas. Vejo no meu consultório alguns que exageram na fruta pensando que, já que é um alimento saudável, podem comer a quantidade que quiserem. Muitas vezes esse excesso específico é uma vontade de doce não assumida, que é descontada na fruta. Frustrado – porque sua real vontade era comer uma guloseima –, o indivíduo acaba comendo em excesso.

Lembro-me de uma paciente que comia punhados e punhados de uvas-passas à noite. A uva-passa é uva desidratada e contém a mesma quantidade de frutose que a uva hidratada. Pense bem, quando comemos um cacho de uvas frescas, consumimos quantas uvas? Dez? Quinze? Agora, quando as ingerimos desidratadas, a quantidade facilmente passa de 30! No caso dessa paciente, estávamos falando de mais de 50! Quando conversamos sobre o que ela desejava mesmo, ela confessou que era um chocolate Baton. Expliquei que o Baton, comido em paz e saboreado, não era pior que esse tanto de uvas-passas e que ela poderia se dar esse prazer. Acredite que, algumas semanas depois disso, ela não somente deixou de comer esse exagero de passas como percebeu que o Baton não era tão gostoso assim e perdeu a vontade!

Hoje há muita confusão sobre os açúcares. Com o branco sendo considerado o grande vilão, vemos os fabricantes de alimentos usarem a alegação "sem adição de açúcar" na embalagem para entupir os produtos de adoçantes e outros tipos de açúcares que não têm essa palavra no nome mas são igualmente nocivos quando consumidos em grande quantidade. É uma armadilha perigosa porque faz as pessoas escolherem determinados produtos achando que são mais saudáveis por conterem menos calorias e açúcar – só que não. E não estou falando só de refrigerantes e outras bebidas açucaradas, sorvetes, biscoitos, iogurtes e demais itens doces, que são as principais fontes de açúcar, principalmente quando pensamos na alimentação das crianças. Molho de tomate, sopas prontas e até alguns salgadinhos de pacote têm diferentes tipos de açúcar adicionados no processo industrial. Por isso é importante ler os rótulos dos alimentos para você saber o que está consumindo!

Em 2022 entraram em vigor as novas normas da Agência Nacional de Vigilância Sanitária (Anvisa) para a rotulagem de alimentos industrializados visando tornar mais transparente a comunicação de informações nutricionais nesses produtos. Foram estabelecidas mudanças importantes, como a obrigatoriedade de exibir, em local visível na embalagem (na parte superior da frente), um selo em preto e branco, com design de lupa, alertando para a presença de altos índices de açúcar e gordura adicionados, quando houver. Essa iniciativa louvável teve como repercussão um aumento no uso de adoçantes na composição de alguns alimentos, o que não os torna mais saudáveis. Essa é a visão do nutricionismo e nos faz engolir aditivos químicos desnecessários.

TAMBÉM É MITO

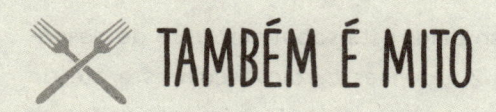

Vale a pena substituir açúcar por adoçante?

Sempre que um produto contém "zero adição de açúcar" ou "tantos % menos açúcares" e mesmo assim tem sabor doce, desconfie da presença de edulcorantes – ou seja, adoçantes – em sua composição. Eles adoçam até mais que o açúcar, porém com a promessa de não agregar calorias nem influenciar os níveis de glicose no sangue, por isso seu uso é tão incentivado até hoje. Mas não é tão simples assim. Mesmo sem calorias, adoçantes não são inócuos à saúde: eles interferem no nosso paladar, no cérebro e na microbiota.

Pense: quando você utiliza produtos que contêm adoçantes, manda a mensagem ao cérebro de que algo doce está a caminho. Com isso, ele prepara o corpo para receber açúcar. Estudos questionam se isso pode gerar um conflito no metabolismo e outros problemas futuros. Alguns trabalhos, por exemplo, demonstraram que o consumo regular de adoçantes pode ter efeito no centro do apetite no cérebro, gerando um aumento na fome e na vontade de comer doces.[8] Além disso, alguns adoçantes apresentam sódio na composição (como o ciclamato de sódio e a sacarina sódica) e podem sobrecarregar o organismo tanto quanto o uso excessivo de sódio no dia a dia. Fique atento!

A Sociedade Brasileira de Diabetes[9] não defende o consumo de adoçantes nem sequer por pessoas que têm diabetes. A recomendação mais recente da OMS,[10] publicada em maio de 2023, alerta contra o uso de adoçantes artificiais. Segundo a agência, esses produtos não trazem nenhum benefício na redução de peso em adultos e crianças a longo prazo. E quem faz uso deles está sob maior risco de desenvolver diabetes tipo 2, doenças cardiovasculares e até de morte, no caso de pessoas idosas. A diretriz inclui todos os tipos de adoçantes, tanto os chamados de naturais (como estévia e xilitol) quanto os sintéticos (ciclamato, aspartame, sucralose, sacarina e outros).

Mesmo que considerados seguros, não vale a pena enganar o cérebro e correr o risco de modificar seu paladar, já que a maioria dos produtos tem poder de adoçar centenas de vezes maior do que o do açúcar. Se está com vontade de doce, coma com permissão, sem medo e em paz, lembrando que o ideal é reduzir a quantidade de açúcar e de adoçante de qualquer tipo, artificial ou os chamados naturais.

Um estudo feito em moscas-das-frutas publicado no periódico *Cell Metabolism* mostrou que o consumo crônico do adoçante sintético sucralose modifica o paladar e leva ao aumento na ingestão de alimentos.[11] Esse efeito envolve uma via neuronal da fome, e algo semelhante foi observado em camundongos. As descobertas sugerem que a interrupção do equilíbrio doce/energético dos alimentos pode ter consequências imprevisíveis. O efeito da sucralose na alimentação é uma compensação conservada nas espécies do reino animal, desde as moscas até os mamíferos, e tem muitos outros desdobramentos. Os estudos com moscas são muito relevantes na Austrália. Para se ter uma ideia, estudos com esses insetos apontam o dedo para o fato de que alguns adoçantes são piores do que outros pela suspeita de aumentarem os riscos à vida e ao desenvolvimento de Alzheimer – é o caso do aspartame, do eritritol e do D-manitol.[12]

Outro estudo, este brasileiro,[13] mostrou que ratos em gaiolas com ração à vontade engordaram quando lhes foi oferecido iogurte com adoçante, pois acabaram consumindo mais ração. Como assim, engordaram com adoçantes? Sim, o apetite aumentou, eles comeram mais ração e ganharam peso! Por fim, um estudo do INSERM,[14] um importante instituto francês de pesquisa, realizado com mais de 60 mil mulheres, confirmou uma associação entre o consumo de refrigerantes diet e light e o risco de diabetes tipo 2. A pesquisa observou que, ao contrário do que se pensa, existe um risco maior de diabetes associado ao consumo das chamadas bebidas diet e light do que ao de refrigerantes normais, com açúcar. Há tantos estudos e tanta polêmica que não estou pesquisando mais sobre adoçantes. Para quê? Estudos com humanos, moscas e ratos me ajudaram a construir uma posição firme sobre os adoçantes: o melhor é reduzir! Para que enganar seu cérebro?

Quer sentir o sabor doce na boca? Escolha seu doce preferido e modere na quantidade. Aproveite o momento com permissão, saboreando sem culpa e de preferência sem adoçantes.

Suco de fruta é mais saudável do que refrigerante?

Muitas pessoas que estão tentando parar de beber refrigerantes contam que tomam, por exemplo, suco de uva integral achando que estão fazendo uma troca vantajosa. Afinal, uva é fruta e, ainda por cima, contém antioxidantes. Existe um marketing por trás desses sucos concentrados, mas eles são carregados de frutose, que é açúcar e, ainda por cima, sem a fibra da fruta. Deveriam ser considerados mais bebidas doces do que sucos de frutas. E sabia que a principal fonte de açúcares na alimentação dos jovens são as bebidas doces? Você também consome esses produtos?

É claro que um suco de fruta fresco contém mais nutrientes do que qualquer bebida doce artificial. Espero que ninguém duvide disso. Aqui quero falar dos sucos industrializados, aqueles de caixinha vendidos como suco integral ou néctar, e dos açúcares encontrados neles, mesmo quando a embalagem diz "100% fruta". Essas bebidas recebem suco concentrado de fruta (geralmente maçã ou pera), que não é outra coisa senão xarope, isto é, de açúcar. No Brasil, não é considerado adição de açúcar quando a origem são frutas, mas em outros países, sim. Entende a festa que os fabricantes de sucos 100% fruta fazem aqui? Colocam "sem adição de açúcar" e entopem de xaropes e adoçantes.

Em janeiro de 2024 foi publicada uma meta-análise muito interessante observando que o suco, mesmo o 100% integral, foi associado a ganho de peso em crianças.[15] Os sucos, mesmo que ricos em compostos bioativos, são carregados de açúcares e, por não conterem as fibras naturais da fruta, não oferecem ao corpo a mesma saciedade que sentimos ao simplesmente comer a fruta. Por isso acabamos consumindo mais na forma de líquidos e ingerindo assim muito mais açúcares.

Lembro de uma pequena paciente de 9 anos com obesidade me contando que ela tomava cerca de um litro de suco de uva integral por dia – um absurdo, porque o fígado dela provavelmente não tinha a capacidade de filtrar tudo isso. Quando conversei sobre acrescentar à sua rotina água para se hidratar e deixar o suco somente para os momentos em que tivesse vontade de tomar algo doce, ela acabou topando, mesmo que com dificuldade. Assim que concordamos nesse ponto, escutei sua mãe dizer: "Coitada!" Isso foi um grande desserviço da parte da mãe. A menina tinha topado beber mais água e a resistência a essa mudança veio da própria mãe. Sempre explico que é melhor oferecer às crianças frutas descascadas e água do que suco. Água é uma ótima solução para a obesidade infantil!

Outra paciente, dessa vez com pré-diabetes, me contou que estava tomando dois copos de suco de uva no almoço. Perguntei se ela gostava tanto assim, e ela admitiu que o que queria mesmo era refrigerante, mas fazia quatro anos que não bebia. Expliquei que não era uma substituição melhor tomar suco de uva, mesmo que o marketing faça parecer que há vantagens nutricionais, como ser natural e conter micronutrientes e polifenóis antioxidantes. Quando comparadas as quantidades de açúcar, em um copo de 200 mililitros de suco de uva pode haver mais de 40 gramas, enquanto o mesmo copo de refrigerante contém, em geral, 21 gramas – a metade. Disse a ela que o mais importante é se manter hidratada com água e, quando sentir vontade de uma bebida doce, pode escolher a que quiser. A liberdade a fez sorrir e me dizer: "Já sei, doutora Sophie: vou voltar a beber meu refrigerante predileto e sei que um copo será o bastante."

Ela conseguiu enxergar que o suco de uva não era o que ela queria de verdade, por isso bebia mais, tentando chegar a uma sensação de satisfação. Essa conversa fez a paciente perceber que, libertando-se de proibições desnecessárias, passou a consumir até quatro vezes menos açúcar dentro de uma refeição (na forma de suco). É claro que o melhor mesmo é diminuir o consumo de bebidas doces. Mas para uma

> pessoa com dificuldade de manejar o comportamento, é melhor liberar o refrigerante – fazendo o alerta adequado para prestar atenção em não exagerar – do que proibir, sob o risco de ela acabar descontando a frustração no lugar errado.
>
> A melhor bebida para se hidratar continua sendo a água – e se tiver vontade de tomar um suco de fruta, tente optar pelo fresco e caseiro. Quando optar pela bebida industrializada, tome a que quiser, lembrando apenas de reduzir o consumo.

ALIMENTOS LIGHT E DIET SÃO OS MAIS INDICADOS PARA CONTROLE DO PESO?

A guerra contra a gordura e o açúcar levou a indústria a desenvolver produtos light e diet como alternativas supostamente mais saudáveis. Eles viraram uma febre por volta dos anos 1990 e até hoje ocupam corredores inteiros em muitos supermercados.

Por mais que a maioria desses produtos esteja aliada à promessa de ganho de saúde e emagrecimento, eles não são as melhores opções para ajudar nesses objetivos. Muitos compram sem se perguntar o porquê. Primeiro, vamos entender a definição da Agência Nacional de Vigilância Sanitária (Anvisa) para esses termos:

- **Alimentos light** são aqueles que apresentam quantidade reduzida de calorias ou de algum nutriente, principalmente gordura ou açúcar, em comparação com o produto convencional da mesma categoria. Essa redução tem que ser de pelo menos 25% em relação ao original, e a informação costuma chamar a atenção no rótulo do alimento. Por exemplo, iogurte light com 30% menos gorduras ou geleia light com 50% menos açúcar.

- **Produtos diet** são desenvolvidos para grupos com necessidades específicas, como pacientes com diabetes, que precisam limitar o consumo de açúcar. Para isso, eles apresentam na composição uma quantidade mínima ou são totalmente isentos de determinado nutriente ou ingrediente. Como no caso de chocolates diet para dietas com restrição de açúcar, que contêm adoçante no lugar. O termo "zero" também é utilizado com frequência para alimentos diet.

É importante entender que tanto produtos light quanto diet são geralmente ultraprocessados e devem ser consumidos com cautela – e, se possível, em menor quantidade. Eles podem conter muitos aditivos e ingredientes artificiais, que entram na composição para substituir a gordura, o açúcar ou outro item cujo teor foi reduzido ou eliminado.

No exemplo do iogurte light: quando o fabricante reduz o teor de gordura de um produto, que é o que lhe confere sabor e consistência agradáveis, o resultado fica sem graça. Para compensar e tentar garantir um iogurte gostoso (afinal a empresa quer vender, certo?), são acrescentados carboidratos, farinhas e xaropes, entre outros aditivos. Menos gordura e mais carboidrato pode até resultar em uma quantidade menor de calorias, mas não é uma troca interessante.

No caso do iogurte, o natural deve conter apenas leite e fermento lácteo (lactobacilos), enquanto no light, diet ou zero, você certamente encontrará uma porção de ingredientes com nomes desconhecidos. Pense nisso: é muito mais saudável consumir a versão original e, se sentir falta de um sabor doce na boca, acrescentar açúcar, geleia, mel ou frutas. Assim, é você quem decide como adoçar seu produto e acostumar o paladar. Não deixe a indústria adoçar seu alimento! Quanto a chocolates, biscoitos, geleias e bebidas diet, vale a mesma coisa: para compensar a redução ou eliminação do açúcar, o fabricante pode acrescentar mais gorduras e adoçantes. Será que é uma troca vantajosa?

Ninguém precisa consumir alimentos light ou diet para ter uma vida saudável. Pelo contrário! Apesar da publicidade e do marketing da indústria dizendo que as versões de produtos com zero gordura e com menos ou sem açúcar são mais saudáveis, fique esperto. Como eu não canso de repetir, é mais importante focar na variedade e na qualidade dos alimentos do que nas calorias ou na restrição de nutrientes. Melhorar a qualidade da alimentação é uma questão de comer mais alimentos frescos e caseiros, que conversam melhor com o corpo, e menos industrializados, especialmente os ultraprocessados.

PRECISAMOS BEBER DE 2 A 3 LITROS DE ÁGUA POR DIA?

Cerca de 70% do corpo humano é constituído de água, e isso varia ao longo da vida. Esse líquido é fundamental para o funcionamento do organismo e desempenha várias funções essenciais, como regular a temperatura corporal, transportar nutrientes e oxigênio às células, lubrificar as articulações e auxiliar na digestão e na eliminação de resíduos metabólicos. Em pouco tempo a desidratação pode levar a sintomas como dor de cabeça e problemas de pele, fadiga, constipação e comprometimento das funções cognitivas, como raciocínio e memória.

A Autoridade Europeia de Segurança Alimentar (EFSA) propõe as seguintes diretrizes[16] para o consumo diário saudável de água, atualizadas em março de 2020:[17] 2,5 litros para homens e 2 litros para mulheres, incluindo aí a água contida nos alimentos. Ter uma alimentação balanceada, com uma grande variedade de frutas e vegetais, ajuda a nos mantermos hidratados, pois de 20% a 30% da água de que necessitamos vem da comida. Com isso, a ingestão diária adequada de água e outras bebidas seria por volta de 1,5 litro (mulheres) e 1,75 litro a 2 litros (homens).

As recomendações genéricas que escutamos por aí dizem que o corpo precisa de 2 a 3 litros de água por dia para manter a saúde em ordem, o que está de acordo com as diretrizes europeias. Mas as pessoas esquecem que a água presente na alimentação entra nesse cálculo. Ou seja, não precisa beber tudo isso de água! Claro que características individuais precisam ser levadas em conta, como idade, sexo, o lugar onde a pessoa vive ou se pratica atividade física intensa, entre outros fatores que podem mudar a necessidade de hidratação.

A rigidez em relação à quantidade de líquido que precisamos consumir todos os dias leva a confusão, ansiedade e atitudes extremas, sobretudo em pessoas que estão desconectadas do próprio corpo, como quem faz dieta ou tem tendência a desenvolver algum transtorno alimentar. Por exemplo, atendi um paciente que chegou contando que bebia 5 litros de água todos os dias. Ele praticava muita atividade física de alta intensidade e acreditava que estava fazendo a coisa certa para a saúde, mesmo se sentindo enjoado só de olhar para alguns dos vários copos de água que bebia ao longo do dia. Afinal, a vida inteira ouviu a informação de que deveria tomar muito líquido. Expliquei que quando se trata de beber água, não vale a regra "quanto mais, melhor". O tipo de exagero que o rapaz estava cometendo – muita água em pouco tempo, de forma rotineira – é prejudicial à saúde e pode causar incontinência de tanto estimular a bexiga. A maioria das pessoas não corre esse risco tomando 2 ou 3 litros de líquido por dia. Do ponto de vista da conexão com o corpo, o estômago constantemente cheio de líquido atrapalha a percepção dos sinais de fome e saciedade, o que também não é bom. Meu paciente e eu trabalhamos juntos para reduzir o consumo exagerado de água e ele voltar a sentir o próprio corpo.

Muitas vezes as pessoas não têm noção de quanto líquido bebem por dia, e percebo isso no consultório, já que essa é uma pergunta básica que faço aos pacientes. Quando alguém não sabe dizer quantos copos ou quantos litros toma por dia, quero então saber que cor tem a urina quando vão ao banheiro – esse é um bom indicador do nível de hidratação. Qualquer resposta que não seja amarelo-claro acende um sinal de alerta para mim. Xixi marrom ou laranja-escuro costuma ser um sinal de que a pessoa está desidratada. Certa vez um jovem com obesidade, que basicamente bebia só refrigerante, contou que estava fazendo xixi marrom escuro. Nossa primeira meta foi aumentar a quantidade de água e reduzir o consumo de refrigerante, antes mesmo de falar em comida.

Outra referência é a sede: quando sentimos a boca seca é porque o corpo já está precisando de água. O ideal é não esperar sentir muita sede para se hidratar, mas tentar distribuir a ingestão de bebidas e alimentos que fornecem água ao longo do dia. Até porque é comum confundir sede com fome e, com isso, acabar comendo mais quando o corpo, na verdade, só precisa de hidratação. Aprenda a reconhecer a sua sede e a se perguntar o que quer de verdade. Que tal começar o dia com um copo de água? É um ótimo hábito.

TAMBÉM É MITO

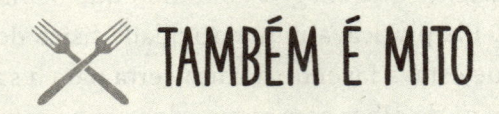

Não pode beber nada durante a refeição?

Essa afirmação circula há muito tempo, provavelmente desde a descoberta dos sucos digestivos e da ideia de que a água poderia torná-los menos eficazes ao diluí-los. Mas até agora nenhum estudo demonstrou que isso seja verdade. O consumo de um ou dois copos (de 200 ml) de água durante a refeição não tem influência sobre a qualidade da digestão. O estômago ajusta sua produção de ácido ao volume e à natureza do conteúdo estomacal. Por outro lado, seria igualmente possível argumentar que a ação dos sucos digestivos é mais eficaz em alimentos já hidratados do que em alimentos secos. Mas, mais uma vez, não há comprovação científica.

Além disso, grande parte da água que você bebe é rapidamente absorvida pelo estômago e pela primeira parte do intestino delgado. É por isso que beber alivia a desidratação rapidamente, sem demorar o tempo normal de digestão. Beber líquido durante a refeição pode ter até um efeito benéfico na hidratação do corpo e no intestino, quando não há exagero na quantidade.

A PROTEÍNA VAI TRANSFORMAR SUA SAÚDE?

Se você anda constantemente preocupado com a quantidade de proteína presente na sua alimentação, é quase certo que esteja comendo mais do que o suficiente desse macronutriente. Esse é o paradoxo de nossa nova obsessão por proteína. Para muitas pessoas, ela se tornou uma espécie de raio mágico capaz de transformar qualquer alimento em saudável. Basta dar uma volta no supermercado hoje em dia para ver que a indústria acompanha essa ideia de forma lucrativa, adicionando proteína a tudo o que pode. Além das onipresentes barras e shakes de proteína, agora é possível comprar macarrão, biscoitos e até cafés proteicos. Mesmo alimentos que são naturalmente ricos em proteínas, como queijo e iogurte, são vendidos em versões enriquecidas com proteínas.

Ela virou uma obsessão, principalmente entre quem frequenta academia e quer ganhar massa muscular, mas não apenas neste grupo. Vemos hoje uma corrida por produtos proteicos e outros suplementos alimentares, disponíveis sem receita em lojas especializadas e até em supermercados e consumidos principalmente por jovens. A ansiedade em relação à proteína é uma das coisas que podem levar alguém a beber um shake ultraprocessado e ter a sensação de dever cumprido. Mas a maioria das pessoas não têm indicação de consumo nem necessidade de consumir esses produtos.

A proteína – ao lado da gordura e do carboidrato – é um dos macronutrientes básicos e essenciais para nossa sobrevivência. Mas, como não canso de frisar: o excesso faz mal.

As proteínas são os blocos de construção do nosso organismo, mantendo nossa estrutura e participando da formação de muitos fatores essenciais, como anticorpos (sistema imunológico), colágeno (constituinte da pele e dos ossos), hormônios, enzimas, tecido muscular e mais. Os aminoácidos, por sua vez, são os blocos que formam as proteínas. No corpo humano, existem 20 aminoácidos padrão que desempenham papéis fundamentais na formação de proteínas e em várias outras funções biológicas. Nove deles só podem ser obtidos por meio da alimentação e são encontrados na maioria dos alimentos que ingerimos no dia a dia, sobretudo em carnes, ovos e laticínios, mas também em fontes vegetais como leguminosas e cereais.

Em um cenário de guerra contra gordura e carboidrato, a proteína virou a mocinha da vez porque ajuda a ganhar músculo e dá saciedade, tudo que muita gente deseja quando pensa em modelar o próprio corpo.[18] Algumas pessoas comem grandes quantidades com o objetivo de aumentar a massa muscular. Mas será que não é perigoso?

O que está acontecendo é que o consumo de proteínas vem sendo incentivado pelos profissionais da saúde, muitas vezes na forma de suplementos desnecessários e oferecidos pela indústria em produtos carregados de açúcares e adoçantes. O *whey protein* é um bom exemplo. Ele surgiu alguns anos atrás como um pó mágico para preparar shakes que ajudariam a ganhar músculo, emagrecer e aumentar a saciedade. De repente todo mundo estava tomando sem se preocupar com os ingredientes da composição (maltodextrina, xaropes, adoçantes e corantes) nem se dar conta de que se trata de um produto altamente industrializado. O *whey protein* é a proteína refinada do leite, você sabia? É obtida pela ultrafiltração de resíduos da fabricação de queijos, com os quais a indústria não sabia o que fazer – e antigamente eram jogados no lixo. Como isso foi proibido devido à poluição que levava aos rios, os resíduos acabaram transformados em suplementos vendidos com alta margem de lucro.

Quando falo isso para meus pacientes muitos se negam a acreditar, pois estão evitando beber leite e alguns até deixando de comer queijo. Não é curioso que, ao mesmo tempo que o leite, um alimento comum e barato, é demonizado por supostamente prejudicar a saúde, a indústria venha enaltecer invenções ultraprocessadas e caras? Ruim para o consumidor, mas lucrativo para ela, não é?

As diretrizes oficiais recomendam um mínimo de 0,8 grama de proteína por dia por quilograma de peso corporal. Em alguns casos a necessidade pode aumentar: para adultos que praticam atividade física de alta intensidade e idosos, por exemplo, pode subir para 1 grama, às vezes até 2 gramas sem representar perigo.[19] Mas aqui não vou me referir a atletas profissionais, que treinam pesado várias horas por dia e seguem dietas específicas. Quero falar de seres humanos com uma rotina comum, que praticam atividade física moderada no dia a dia. Para eles, qual é o problema em beber leite ou comer queijo com pão no pré ou no pós-treino? Por que optar por alimentos em pó, desnecessários? Alimentos mais próximos da matriz natural estão repletos de compostos bioativos e são nutricionalmente bem mais interessantes (além de mais baratos) do que esses suplementos. Não precisamos de tanta ansiedade ao redor da proteína e podemos obter o suficiente comendo comida.

Costuma-se dizer que as proteínas são prejudiciais aos rins porque precisam ser filtradas para que os resíduos sejam eliminados na urina. Até o momento, nenhum estudo conseguiu demonstrar que o alto consumo de proteínas é tóxico para os rins, exceto em pessoas com insuficiência renal. Ainda assim, espalhou-se a ideia de que a proteína tem efeito deletério sobre os rins para todo mundo.

Entre as principais consequências do consumo excessivo de proteínas destacam-se o aumento do risco de doenças cardiovasculares, pedra nos rins, aumento de peso, resistência à insulina e até risco de diabetes e problemas no fígado. Para evitar complicações, é fundamental ter cautela no consumo de suplementos.

Conheci uma mãe de paciente que, preocupada em estimular a filha a comer de forma saudável, controlava o consumo de carboidratos e doces, mas autorizava a menina a comer quantas barras de proteína quisesse. A filha tinha compulsão por elas, mas a mãe acreditava que eram saudáveis e não se preocupava. Quando me contou isso, eu chamei a atenção para o fato de que a garota provavelmente estava compensando a falta de carboidratos com as barras de proteína, que são carregadas de açúcares. E incentivei que cuidasse da fome da filha oferecendo mais comida fresca e caseira, que contém muita proteína. Falei que até o pão estava liberado, pois também contém proteína. "Como assim pão, doutora Sophie?" Sim, contém glúten, que é uma proteína!

COMER OVO TODO DIA FAZ MAL?

Este é provavelmente o melhor exemplo de como o excesso de informação que circula por aí sobre nutrição pode prejudicar a reputação de certos alimentos e gerar confusão a ponto de ficarmos assustados, quase com medo deles. Desde os anos 1960 o ovo vem alternando fases como herói e como vilão da alimentação, e até hoje tem sua qualidade questionada. Afinal, faz bem ou faz mal? Pode comer todo dia? Pode consumir mais de um por dia?

As dúvidas começaram a surgir em uma época que coincide com o movimento de demonização da gordura e do colesterol pela ciência, seguida pela indústria alimentícia. No caso do ovo, a preocupação tem a ver com a grande quantidade de colesterol na gema, que tornaria seu consumo desaconselhado para quem tem doenças cardiovasculares. Vários estudos científicos passaram a ser realizados, com resultados conflitantes, e isso contribuiu para a situação em que estamos hoje, em que as pessoas já não sabem se podem ou não comer ovo em paz.

Até hoje há profissionais da saúde que defendem a restrição no consumo de ovos com o argumento do alto teor de gordura e colesterol, mas isso é ultrapassado. Já sabemos que o colesterol presente nesse alimento, assim como em qualquer outro que compõe a alimentação, não influencia tanto os níveis de colesterol sanguíneo, aquele que precisa ser observado em pacientes com problemas cardíacos.

Os estudos mais recentes mostram que o consumo moderado de ovos não está associado a um risco maior de desenvolver doenças do coração ou qualquer outro prejuízo para a saúde.

Um trabalho chinês de 2018, publicado na revista *Heart*,[20] examinou os hábitos alimentares de 416 mil pessoas com idade média de 50 anos, sem histórico de doenças cardíacas e diabetes, e acompanhou sua saúde por nove anos. Os pesquisadores descobriram que aquelas que comiam ovos rotineiramente tinham risco 28% menor de morte por AVC e 18% menor de morrer por uma doença cardíaca em comparação com as que não comiam ovos. Uma possível explicação apontada foi o fato de que ovos contêm nutrientes saudáveis para o coração, como folato e ácidos graxos ômega-3.

Todo mundo está liberado para comer todo dia, desde que sem exagero. E o que seria moderação, neste caso? A nutrição não trabalha com números exatos, mas, para dar uma orientação objetiva, aqui vai: pessoas saudáveis podem comer até dois ovos por dia sem medo, do jeito que preferirem – cozidos, mexidos, como omelete, estalados... Se por um lado meta-análises recentes não encontraram relação entre consumo de ovos e risco cardiovascular, por outro descobriram até uma associação inversa entre o risco de infarto e o consumo de ovos.[21] Apesar de o mesmo estudo ter demonstrado risco coronariano aumentado em pacientes com diabetes tipo 2, isso parece ser explicado por outros fatores não considerados no trabalho, mas não o consumo de ovo *per se*. Algumas meta-análises observam que quem apresenta alguma condição crônica de saúde, como diabetes, pode consumir até doze ovos semanais sem associação de maior risco cardiovascular, mas esse limite deve ser avaliado individualmente junto com o nutricionista, levando em consideração outros fatores da alimentação e do estilo de vida.[22,23]

O ovo é um alimento excelente, fonte de proteínas de alta qualidade e aminoácidos essenciais para o funcionamento do organismo, além de vitaminas, minerais e gorduras benéficas. É muito bem-vindo para compor uma alimentação equilibrada.

Quando publiquei um vídeo em minhas redes sociais com essas explicações, a fim de responder dúvidas recorrentes dos meus seguidores que gostariam de comer ovo com tranquilidade mas ouvem tantas informações desencontradas que ficam sem saber em que acreditar, recebi todo tipo de comentário: dos mais gentis e agradecidos até os mal-educados e ofensivos, sugerindo até que eu me atualizasse como nutricionista. Desatualizados estão os profissionais e quaisquer pessoas que continuem defendendo que é melhor não comer ovo todo dia, só uma vez por semana; ou, no extremo oposto, que dizem para consumir livremente, e até em excesso, como vemos em uma onda por aí. Esse é o tipo de informação mais fácil, pois é genérica e não leva a pessoa a pensar sobre si mesma e sua individualidade. Além disso, como falei antes, na briga pela atenção da audiência, orientações moderadas acabam perdendo para as alarmistas.

Na internet, muitos dos atuais "defensores" do ovo fazem parte de um público radicalizado de frequentadores de academia e praticantes de musculação com objetivo de ganho de força e de músculos. Também estão nesse grupo profissionais de educação física e de nutrição esportiva que pregam a ingestão de ovos por causa da quantidade de proteína, nutriente importante para a recuperação e a construção de músculos. Para eles, quanto mais ovo, melhor: muitos se gabam de consumir mais de 30 por dia! Como as proteínas se concentram na clara, adivinhe o que alguns fazem com as gemas? Jogam fora! Um desperdício de comida e de saúde, já que essa parte é riquíssima em nutrientes e não tem por que ser descartada.

Ninguém sabe o que pode ocorrer no corpo de alguém que consome muitos ovos todos os dias. A reação será individual; pode ser que para alguns nada aconteça, enquanto para outros pode haver sobrecarga de algum órgão, provavelmente o fígado. Também não há garantia de quanto do total de proteína ingerida será aproveitado pelo organismo e o que será eliminado. Mas é praticamente certo que, depois de algum tempo seguindo esse padrão desequilibrado de consumo, a pessoa passe a sentir aversão a ovo e não aguente mais olhar para ele, muito menos comer. Tenho pacientes que relatam isso. O próprio corpo começará a rejeitar o alimento, como que dizendo "chega, não quero mais!".

É diferente quando existe uma demanda física que justifica o alto consumo de determinado nutriente, como no caso de atletas de alto rendimento, que seguem dietas bem específicas para garantir energia para o exercício e recuperação adequada de acordo com o esporte que praticam. Eles têm o corpo mais preparado para processar uma maior quantidade de proteína e outros nutrientes do que a maioria das pessoas, além de fazerem isso com acompanhamento do nutricionista que conhece suas necessidades individuais e seu estilo de vida. Pode comer ovos, sim!

TODO MUNDO DEVERIA TIRAR GLÚTEN E LACTOSE DA DIETA?

Por volta dos anos 2010 o glúten virou o vilão da alimentação saudável. De uma hora para outra, as gôndolas dos supermercados apareceram recheadas de todo tipo de produto sem glúten. Gurus, influenciadores e até profissionais da saúde passaram a levantar a bandeira contra o glúten afirmando que cortá-lo da alimentação seria o segredo para perder peso, melhorar o funcionamento do intestino e vários outros aspectos da saúde.

Assim como outros modismos em nutrição, felizmente este também vem perdendo força diante da falta de evidências. Mas o estrago já está feito. Os nutricionistas mais atualizados e até a indústria alimentícia começam a se convencer de que o glúten não traz prejuízos à saúde, isso depois de fazer investimentos milionários no desenvolvimento e na divulgação de produtos sem glúten. Uma prova dessa reviravolta é que um congresso focado em alimentação sem glúten, o Gluten Free Brasil, realizado há mais de 10 anos e com milhares de participantes, mudou de identidade, passando a se chamar Congresso Internacional de Nutrição Integrativa, com conteúdo mais amplo, em 2023.

O glúten é uma proteína presente nos grãos de trigo, cevada e centeio. Esses cereais estão na composição de alguns dos alimentos mais consumidos pelas pessoas, como pão e macarrão, além de bolos, biscoitos e pizza. De repente, essas comidas começaram a ser demonizadas, consideradas quase um perigo para a saúde. Foi um caso bem típico de terrorismo nutricional e gerou um negócio bilionário.

> *Há milhares de anos o glúten faz parte da alimentação humana (já foram encontradas migalhas de pão que datam de 14 mil anos atrás!). Nosso organismo é adaptado para processar essa proteína e a maioria das pessoas não tem qualquer problema em consumi-la.*

Para uma parcela pequena da população, evitá-la é uma condição para manter a saúde. É o caso de indivíduos com doença celíaca, uma condição autoimune desencadeada pelo consumo de alimentos que contenham glúten, mesmo em mínimas quantidades – uma migalha de pão ou o simples contato com utensílios que tenham encostado em comidas com a proteína pode provocar sintomas. Nessas pessoas, ela gera uma reação das células de defesa do organismo, que atacam e inflamam a mucosa do intestino, prejudicando a absorção dos nutrientes dos alimentos e causando desconfortos como cólicas, gases, diarreia, distensão e dor abdominal. Mas trata-se de uma condição rara, que afeta menos de 2% da população. Se você não tem um diagnóstico, não tem por que parar de comer pão, bolo, macarrão e pizza por medo do glúten. Como não há cura ou tratamentos para a doença celíaca, os pacientes precisam adaptar totalmente a alimentação para eliminar fontes de glúten. É possível seguir uma alimentação equilibrada sem ele, e isso deve ser feito de preferência a partir de um diagnóstico feito por um gastroenterologista e com a orientação de um nutricionista.

É verdade que algumas pessoas sem diagnóstico de doença celíaca podem passar mal ou sentir algum desconforto, como perceber a barriga inchada, depois de comer produtos com glúten – é o que chamamos de sensibilidade não celíaca. O indicado nesses casos é identificar quais alimentos provocam o mal-estar e, então, moderar seu consumo e ficar um tempo sem comê-los para observar se os sintomas desaparecem, mas é indicado tentar reintroduzir o glúten depois de um tempo para não restringir demais a alimentação. É uma questão de bom senso e equilíbrio.

Também é verdade que seguir uma dieta sem glúten pode levar, no começo, a um emagrecimento, pois a pessoa passa a evitar alimentos antes habituais, como pão, biscoito e pizza. Mas ninguém deve se deixar iludir com isso. Trata-se de uma reação natural do corpo, que entra em uma espécie de estado de emergência quando você fica preocupado em restringir e reduz a quantidade de carboidrato na dieta – as principais fontes de glúten –, mas logo tende a se adaptar e recuperar o peso perdido – às vezes com descontrole frente aos alimentos que foram excluídos. Já aconteceu com você?

Uma dieta sem glúten é benéfica para algumas pessoas, mas tirar o glúten da alimentação não é fácil e pode gerar muita ansiedade, especialmente em quem decide parar de comê-lo por conta própria. Essa restrição pode significar uma alimentação mais restrita e menos gostosa, uma preocupação nada saudável com a comida e ansiedade em momentos sociais nos quais a oferta de glúten é grande, o que nunca é legal quando se busca uma relação saudável com a comida.

Por exemplo, da campanha contra o glúten surgiu a febre da tapioca, que vem da mandioca e de repente tomou o lugar do pãozinho em muitas mesas no café da manhã no país inteiro. É claro que tapioca é uma boa opção e não há problema em comê-la, principalmente se ela faz parte da sua cultura alimentar e você gosta do sabor. Mas se obrigar a fazer a troca só para escapar do glúten não é uma boa ideia. Primeiro porque já começará o dia se privando e se frustrando se o que realmente gostaria de comer é pão. Com o tempo, isso pode levar a exageros e até ao desenvolvimento de um comer transtornado, com muita preocupação relacionada a comida. Além disso, você estará dispensando um alimento nutricionalmente rico, pois o pão contém fibras, carboidratos e proteínas, enquanto a tapioca é somente carboidrato.

Além disso, muitas pessoas seguem a moda do "sem glúten" sem entender bem o que ele é. Muitos pacientes dizem que agora só compram alimentos que vêm em pacotes com a frase "não contém glúten". Viraram reféns dos produtos embalados que trazem esses dizeres no rótulo, mas são ultraprocessados.

Sabia que a combinação arroz com feijão é livre de glúten? A comida típica mineira e a nordestina também são basicamente sem glúten. Resumindo: a menos que seja por uma questão de saúde – doença celíaca ou uma sensibilidade importante –, o mais provável é que banir o glúten da alimentação faça mais mal do que bem.

E a lactose? Juntei os dois nutrientes no mesmo item porque muita gente elimina os dois de uma vez. Por trás disso estão o mesmo raciocínio e o mesmo interesse de marketing da indústria. Tirar um deles ou os dois muda drasticamente a alimentação, já que nossa cultura se baseia em muitos alimentos à base de trigo (glúten) e laticínios (lactose): pão, leite, queijo, pizza, macarrão...

A lactose é um tipo de açúcar encontrado no leite de todos os mamíferos, composto por duas moléculas: a glicose e a galactose. A digestão da lactose envolve a ação de uma enzima chamada lactase, que é produzida no intestino delgado e quebra a lactose em glicose e galactose, tornando-as absorvíveis no organismo.

Ser intolerante a lactose significa que você não consegue digerir o açúcar lactose. É bem diferente de ter alergia ao leite, quando há uma reação imunitária à proteína do leite – isso é grave e demanda a exclusão total do leite e seus derivados da alimentação. A alergia ao leite está cada vez mais comum em crianças pequenas. Mas, depois da exclusão, elas podem voltar a tomá-lo após um tempo, de preferência sob orientação de um profissional. Considera-se que somente 10% das crianças continuem alérgicas ao longo da vida.

Já a intolerância à lactose é rara em crianças, mas se torna mais comum na vida adulta, pois temos uma tendência natural a perder a capacidade de digestão do açúcar do leite. A deficiência na produção de lactase leva à intolerância à lactose. Os sintomas comuns podem incluir dor e inchaço abdominal, gases e diarreia após o consumo de produtos lácteos. Para os intolerantes, muitas vezes é necessário um cuidado em limitar o consumo de produtos lácteos ou utilizar os "sem lactose", que têm em sua composição lactose pré-digerida pela lactase. Existem também suplementos de lactase, que podem ajudar a digerir a lactose com mais facilidade.

Portanto algumas pessoas, como os intolerantes, precisam diminuir a lactose na alimentação, mas são poucos os que precisam de sua exclusão total. Levadas por orientações radicais de profissionais da saúde e até autodiagnósticos, muitas excluíram totalmente (e desnecessariamente) fontes de lactose, ou seja, laticínios em geral. Mas sabia que a microbiota, mesmo de quem tem sintomas de intolerância, tolera e até se nutre desse açúcar – a lactose –, tornando-se mais saudável? Pois é!

> *Se você abandonou leite e laticínios, vale a pena refletir sobre sua decisão: ela foi baseada no diagnóstico de um profissional ou em um modismo?*

Me lembro de uma jovem paciente que estava em Londres quando começou a se queixar de dor de barriga, e o médico dela, pelo telefone, orientou-a a parar de comer alimentos com glúten e lactose. A moça, coitada, ficou perdida, com medo de comer, e acabou desenvolvendo uma bulimia nervosa. Isso é um recado para os profissionais que orientam esse tipo de restrição sem perceber o dano à saúde física e mental que pode decorrer disso. Tivemos que tratar o transtorno alimentar por várias semanas e reintroduzir tanto o glúten quanto a lactose aos poucos. Após um período de restrição radical infundada, é preciso voltar devagar a consumir esses nutrientes, pois o organismo pode passar a não tolerá-los de fato depois de se desabituar a digeri-los. Felizmente, nosso corpo é lindo: quando tudo é feito com cautela ele se adapta muito bem – foi o caso da minha paciente.

Em uma viagem ao Rio de Janeiro, fomos comer um brunch dentro de um dos hotéis mais incríveis de Copacabana, com vista para a praia. Fui escolher um iogurte natural para tomar com granola e não encontrei nenhuma das marcas que estou acostumada a comprar (sempre opto por iogurtes com apenas 2 ingredientes: leite e fermento lácteo). Olhando de perto as ofertas no buffet, reparei que só havia iogurtes sem lactose, 0% de gordura e com adoçantes! Perguntei ao garçom se haveria alguma opção simples e natural, ao que ele respondeu que não: somente aquelas. O hotel, provavelmente por dar preferência a iogurtes "especiais", decidiu pelas opções da moda. Isso me deixa muito irritada, pois me faz sentir obrigada a uma restrição e até a correr o risco de daqui a pouco não digerir mais a lactose!

Deixo aqui outra reflexão: o seu avô ou a sua bisavó provavelmente tinham intolerância à lactose no final da vida, mas isso não os impediu de tomar o sagrado café com leite da tarde, pois a microbiota deles estava acostumada e até feliz com o momento de paz e alegria, pode apostar.

COMER CHOCOLATE DÁ ESPINHA?

É difícil saber de onde veio a fama do chocolate de causar ou piorar quadros de acne, mas ela nos acompanha há anos. Uma pena um alimento que simboliza celebração e felicidade, além de ser tão gostoso, ser demonizado e associado a um drama que afeta a autoestima de tanta gente!

Muitos adolescentes têm essa dúvida, e é mesmo nessa fase da vida que costuma surgir a percepção de que uma coisa pode ter a ver com a outra. É importante considerar que a adolescência é um período em que, devido a alterações hormonais, é mais comum ter acne. Também nessa idade os jovens passam por mudanças físicas e emocionais intensas e ficam mais suscetíveis a seguir dicas de outros colegas. Me lembro de uma paciente de 13 anos, criada em um ambiente tranquilo com a comida em casa, que entrou em um quadro de anorexia da seguinte maneira: ela não estava a fim de emagrecer, mas queria melhorar a pele e se deixou levar pelo mito de que chocolate causa espinha. De um dia para o outro ela não só parou de vez de comer chocolate como começou a se preocupar com tudo que comia, restringindo cada vez mais alimentos. A menina começou a perder peso e foi aí que se instalaram a anorexia nervosa e o medo de engordar. No tratamento, precisei desconstruir muitos mitos, sendo um deles o de que chocolate dá acne.

Também é comum ver jovens que desenvolvem uma relação emocional com o chocolate, recorrendo a ele e a outros doces para lidar com ansiedade, tristeza, tédio e outros sentimentos difíceis. Essa coincidência pode ter contribuído para a crença de que há uma relação de causalidade entre comer chocolate e ter espinhas.

Até hoje não existe comprovação científica de alguma associação entre chocolate e acne. Já encontrei pesquisas que afirmam categoricamente não haver qualquer relação, o que seria animador. No entanto, analisando os detalhes do trabalho, percebi que não eram referências confiáveis, pois tratava-se de estudos patrocinados por entidades representantes de fabricantes de chocolate nos Estados Unidos e em outros países. O que a ciência considera atualmente é que o consumo excessivo de chocolate pode ser um fator de risco para mudanças na pele, como aumento de oleosidade e da quantidade de espinhas *em algumas pessoas*. Portanto, não se trata de uma regra, mas de uma predisposição individual, a ser observada e avaliada, se necessário junto a um nutricionista. O chocolate é composto basicamente por cacau, gordura e açúcar, em concentrações que variam com o tipo e a marca do produto.

Antes de culpar o chocolate, é importante lembrar que a acne é uma condição multifatorial: predisposição genética, desequilíbrios hormonais e até a higiene podem influenciar a qualidade da pele, e precisam ser avaliados para a solução do problema. Confirmada a sensibilidade ao chocolate, a melhor saída é moderar o consumo, experimentando variedades diferentes. Não precisa abrir mão do doce.

ALIMENTOS INDUSTRIALIZADOS FAZEM MAL À SAÚDE?

O *Guia alimentar para a população brasileira* faz a seguinte recomendação: "Prefira sempre alimentos *in natura* ou minimamente processados e preparações culinárias a alimentos ultraprocessados." Os meios de comunicação, os influenciadores e muitos profissionais da saúde fazem uma grande confusão na hora de transmitir essa mensagem, o que está relacionado com a dificuldade de interpretar corretamente os dados científicos.

Vejo grandes pesquisadores e instituições de referência tirando conclusões precipitadas e passando uma informação incompleta para a população quando se trata de alimentos industrializados. Em outra ocasião, a seguinte notícia saiu em vários veículos de comunicação, com variações na chamada: "O consumo de alimentos ultraprocessados provoca mais de 50 mil mortes por ano no Brasil." Vários jornais repetiam manchetes assustadoras, como: "Ultraprocessados causam 57 mil mortes no país, diz estudo."

Não é bem assim! Aqui, de novo, é importante entender a diferença entre causalidade e associação para não correr o risco de simplificar uma informação tão séria. Por exemplo, quando alguém morre atropelado ou em uma batida de carro, existe uma causa direta, o que permite contabilizar o óbito no total de mortes ligadas ao trânsito. Porém, quando a causa da morte tem a ver com uma doença crônica, de longa duração, não é correto fazer a mesma associação direta, porque muitos fatores estão envolvidos e a estatística pode ignorar alguns deles. Essas doenças estão relacionadas a muitas variáveis diferentes. A alimentação é apenas uma delas, e não dá para afirmar que foi somente ela que provocou a morte, muito menos determinar que a culpa foi de um ou de outro alimento.

Hoje temos associações robustas e bem descritas entre consumo de ultraprocessados e obesidade[24] e diabetes,[25] mas afirmar que os ultraprocessados *causam* obesidade, câncer, diabetes, autismo, Alzheimer ou qualquer outro mal é o novo terrorismo nutricional. Queria ressaltar que todas essas condições – obesidade, câncer e diabetes – já existiam bem antes de a indústria tomar conta da nossa alimentação.

O *Guia alimentar para a população brasileira* é pioneiro e foi elogiado no mundo inteiro por ter sido um divisor de águas ao ampliar a visão da nutrição e mitigar o reducionismo. Em vez de focar somente nas calorias, no açúcar e na gordura, ele chama a atenção para a importância de observar o grau de processamento dos alimentos – isso quando o termo "ultraprocessado" foi lançado, em 2009.[26] A equipe de pesquisadores envolvidos na redação do *Guia* conduziu estudos que analisaram as associações entre a presença de ultraprocessados em lares brasileiros e o risco de obesidade. Foi encontrada uma associação muito clara e independente das calorias consumidas, ou seja, o grau de processamento do alimento também tem um papel nesse contexto. A partir desse dado de associação (lembrando que não prova causalidade, ok?), o olhar sobre os alimentos mudou mundialmente.

Em 2016 foi publicada a classificação NOVA,[27] que separa alimentos em quatro categorias de acordo com o nível de processamento industrial ao qual foram submetidos: *in natura* ou minimamente processados, ingredientes culinários, processados e ultraprocessados. Com exceção dos alimentos *in natura*, que, como o nome diz, saem direto da natureza para nossa mesa, os demais se encaixam na categoria de industrializados, pois são submetidos a diferentes tipos de procedimentos industriais até se tornarem próprios para consumo.

Vamos aos detalhes, e você entenderá melhor.

- **In natura ou minimamente processados:** aqui estão os alimentos em sua forma original, do jeito que a natureza os fornece – frutas, vegetais, grãos, cogumelos frescos e secos, castanhas, cortes de carne (boi, frango, porco e pescados) resfriados ou congelados sem tempero, ovos, chás, café e leite. Os minimamente processados foram submetidos a alterações mínimas (como limpeza, remoção de partes não comestíveis, secagem, embalagem, pasteurização, resfriamento, congelamento, moagem e fermentação) com o intuito de eliminar microrganismos, aumentar o prazo de validade, facilitar o armazenamento e o transporte. Mas não há acréscimo de outros ingredientes ou substâncias durante esse processamento, ou seja, suas características originais, a matriz, são preservadas.

- **Ingredientes culinários:** são os óleos vegetais (de soja, milho, de girassol, além do azeite), manteiga, sal, açúcar, mel, temperos e tudo que é usado para preparar os alimentos.

- **Processados:** os alimentos desta categoria são relativamente simples, com pouca adição de ingredientes. Estão aqui os vegetais em conserva (milho, palmito, ervilha, picles...), frutas cristalizadas, em calda e na forma de geleia, atum e sardinha em lata, extratos e concentrado de tomate, queijos, pães, carnes salgadas e defumadas. O processamento é feito para ajudar a aumentar o tempo de prateleira e conferir mais sabor aos alimentos, sendo os métodos de conservação e cozimento variados. Dessa forma, alguns aditivos podem ser incluídos, como conservantes, antioxidantes e estabilizantes. Quanto às técnicas de processamento, podem ser: cozimento, secagem, fermentação, acondicionamento dos alimentos em latas ou vidros e uso de métodos de preservação como salga, salmoura, cura e defumação.

- **Ultraprocessados:** são produtos com formulação industrial, sem (ou quase sem) a matriz do alimento *in natura*, feitos principalmente de substâncias extraídas de alimentos (óleos, gorduras, açúcar, proteínas), derivadas de alimentos (gorduras industrializadas, amido modificado) ou sintetizadas em laboratório (corantes, aromatizantes, realçadores de sabor e aditivos), e com técnicas industriais como extrusão, moldagem e pré-processamento por fritura ou cozimento. Biscoitos, cereais açucarados, sorvetes, molhos e temperos prontos, misturas para bolo, macarrão instantâneo, lasanha, hambúrguer e nuggets congelados, iogurtes adoçados e com sabor, salsicha e outros embutidos, pães de forma, refrigerantes e sucos prontos são ultraprocessados.

Essa classificação é nova, mas o processamento de alimentos é muito antigo. As atividades simples da cozinha do dia a dia nada mais são do que processar, de alguma forma, os alimentos. Sabemos hoje que o ser humano cozinha há milhares de anos – alguns estudos falam em até quase 800 mil anos[28] –, e isso é considerado um elemento fundamental para seu sucesso evolutivo, afetando vários aspectos biológicos e sociais.

A secagem no sol, a salga e a fermentação são métodos de conservação milenares. Não se sabe exatamente quando a culinária intencional começou. O que quero dizer é que alimentos processados são mais antigos do que a gente imagina. Eles existiam muito antes da indústria de alimentos, por mais que a escala de produção hoje seja bem maior. Muitas famílias, principalmente as que vivem da agricultura, ainda produzem alimentos processados de forma caseira. A geleia feita para aproveitar frutas maduras é um exemplo.

O alimento *in natura* provém de várias fontes animais e vegetais. O leite tirado na hora, direto da vaca, é um alimento *in natura*, ao contrário daquele que compramos no mercado. Por causa dos processos de pasteurização e embalagem a que é submetido, ele passa a ser o que se entende como alimento minimamente processado. Até quando o leite é fermentado e dá origem ao iogurte natural temos um alimento minimamente processado, pois são as bactérias as responsáveis por esse processo – não a adição de outros ingredientes. Agora, um iogurte sabor morango com "preparado de morango" à base de xarope de açúcar, amido modificado, aromatizantes, espessante e corante é um ultraprocessado.

Um detalhe importante sobre os alimentos processados é que conseguimos reconhecer facilmente a matriz do alimento *in natura* que deu origem ao produto final, mesmo que sejam utilizadas grandes quantidades de ingredientes culinários para conservar e aumentar seu prazo de validade.

Uma característica chave dos alimentos ultraprocessados é que você não consegue reconhecer qual alimento deu origem a ele, pois são produtos com pouca ou nenhuma presença da matriz do alimento *in natura* em sua composição. Uma forma prática de distinguir alimentos ultraprocessados de alimentos processados é consultar a lista de ingredientes que, por lei, deve constar nos rótulos de alimentos embalados, mostrando os ingredientes por ordem decrescente de concentração na composição (do que está em maior quantidade para o que está em menor). Se essa lista for longa (com cinco itens ou mais) e trouxer nomes complicados, que você não reconhece como itens que teria na sua despensa, sem deixar claro para que servem – alguns até de uso exclusivamente industrial –, trata-se de um alimento ultraprocessado. Por exemplo, gordura vegetal hidrogenada (também conhecida como gordura trans) ou óleos interesterificados, xaropes, espessantes, emulsificantes, corantes, aromatizantes, realçadores de sabor e vários outros ingredientes artificiais utilizados para conferir sabor e textura durante os processos industriais.

É bem comum confundir as duas categorias de alimentos, processados e ultraprocessados. Também é comum demonizar todos ao escutar a frase "descasque mais, desembale menos". Muitos acham que qualquer alimento empacotado deve ser evitado, mas não é bem assim. Hoje temos uma indústria que nos oferece alimentos higienizados, limpos e empacotados em tamanhos adequados para ter em casa e cozinhar com praticidade. Na verdade, alguns processados se assemelham aos elaborados com técnicas culinárias caseiras e são um tremendo quebra-galho na cozinha! Já os ultraprocessados passam por diversos processos industriais e deveriam estar na alimentação como exceção, e não regra.

Na nutrição tradicional, entre a produção de alimentos e o consumo, o processamento foi esquecido. Como resultado, toda a responsabilidade por uma alimentação "não adequada" foi atribuída ao consumidor, que "come mal", e ao fazendeiro, que polui e coloca veneno. No entanto, as indústrias de processamento também desempenham um papel importante na qualidade de nossos alimentos. Essa constatação levou os epidemiologistas a analisarem as ligações entre o grau de processamento dos alimentos e o risco de doenças crônicas. Desde então, o número de estudos que analisam seus efeitos sobre a saúde aumentou exponencialmente. E agora sabemos que, além da obesidade e do diabetes tipo 2, os ultraprocessados estão associados a maiores riscos de doenças cardiovasculares, câncer, depressão, doenças neurodegenerativas e morte prematura.[29]

A responsabilidade por nossa qualidade alimentar agora também é do "ultraprocessador", ou seja, da indústria. Essa mudança é importante, pois coloca o dedo no centro do problema, em vez de demonizar somente as "besteiras" (também chamadas de *junk food*), como doces, salgados e outros itens gordurosos. Mas o conceito de ultraprocessado vai além e tem um impacto social maior: certamente essa categoria inclui a *junk food*, mas também uma infinidade de alimentos apresentados ao consumidor como saudáveis, quando, na verdade, não são. Quer um exemplo muito bem mascarado pela publicidade? Os cereais matinais para crianças, que contêm cereais como trigo integral (supostamente saudáveis) com cobertura de leite condensado e a alegação de serem produtos "enriquecidos em fibras, cálcio e vitaminas", porém omitindo que são uma bomba de açúcar, pois o cozimento por extrusão das farinhas transforma o amido em açúcares com um índice glicêmico muito alto – isso sem mencionar a adição de açúcares ultraprocessados, como xaropes de glicose, extrato de malte de cevada, maltose ou maltodextrinas. Os minerais ou a farinha integral não tornarão o produto mais saudável se a matriz estiver degradada. O conceito de matriz é muito importante: não é somente a composição do alimento que representa o problema em primeiro lugar, mas a própria matriz transformada pelo uso de ingredientes ultraprocessados para modificar o sabor, a cor, o aroma e a textura.

A neurociência não é estudada apenas pelos nutricionistas interessados em ajudar seus pacientes a melhorarem o comportamento ao comer. Ela apoia os engenheiros de alimentos atuantes na indústria na criação de alimentos hiperpalatáveis, tão gostosos que você não consegue resistir. É a mesma ciência, mas com objetivos diferentes!

Um estudo de 2019[30] descreveu com muita clareza os perfis desses alimentos "irresistíveis". Simplificando, esses produtos têm:

- Mais de 25% da sua energia proveniente das gorduras, e 0,3% ou mais do peso, de sódio (exemplos: bacon, salsicha e algumas pizzas).

- Mais de 20% da sua energia proveniente de açúcares simples e o mesmo percentual de gorduras (exemplos: brownie, bolo, sorvete).

- Mais de 40% da sua energia proveniente de carboidratos, e 0,2% do seu peso, de sódio (exemplos: pães e biscoitos).

Observe que os ingredientes mais irresistíveis são açúcares, gorduras e sal. Veja também que nenhum alimento *in natura* ou minimamente processado chega a essas concentrações. Diversos estudos já mostraram que alimentos ultraprocessados fazem com que as pessoas consumam mais calorias, e uma das explicações é que eles desregulam a saciedade e, em seguida, a ingestão de alimentos.

Hoje continuamos, de maneira reducionista, a incriminar o excesso de açúcar, sal e gordura, inclusive usando pontuações para indicar, nas embalagens, a quantidade desses ingredientes na composição do produto. A consequência é uma reformulação cada vez maior de alimentos que, embora ultraprocessados, recebem uma pontuação melhor do que alimentos reais, mas apenas porque tiveram redução no teor de açúcar, gordura ou sal. Citei o exemplo dos refrigerantes, nos quais as indústrias trocaram o açúcar pelo adoçante para não terem que usar o selo de "alto em açúcar adicionado", quando o resultado final não tem nada de mais saudável. É um erro se concentrar nos efeitos e não na causa: o ultraprocessamento.

Embora eu não defenda nem recomende ultraprocessados, não concordo em crucificá-los nem proibi-los. Eles são uma realidade na alimentação moderna, não tem como nem por que querer eliminá-los. É importante, sim, reduzir seu consumo, mas demonizar essa categoria de produto não ajuda no processo de comer melhor e fazer as pazes com a comida. A busca deve ser por reduzir o consumo.

O discurso terrorista em nutrição tende a demonizar os alimentos industrializados e a exagerar os malefícios associados a eles, ignorando que essa classificação abrange uma variedade enorme de produtos. É importante reconhecer que nem toda comida que passa por um processo industrial antes de chegar à nossa casa é prejudicial à saúde. Muitos são produtos práticos, com matriz *in natura*, que auxiliam na cozinha, fornecem nutrientes importantes, são higienizados e podem muito bem fazer parte de uma alimentação equilibrada e saudável, até porque facilitam bastante a vida de quem cozinha comida fresca e caseira e precisa de praticidade no dia a dia.

EXISTEM ALIMENTOS INFLAMATÓRIOS E QUE DEVEM SER EVITADOS?

De alguns anos para cá, a palavra da vez no universo das dietas passou a ser inflamação. É como se, do ganho de peso aos mais variados problemas de saúde, tudo pudesse ser explicado pela inflamação – mais especificamente pela ingestão de "alimentos inflamatórios". A solução para desinflamar, portanto, seria adotar uma dieta anti-inflamatória, eliminando-se as comidas que inflamam e consumindo-se mais alimentos que desinflamam.

Falando assim, parece que se trata de um processo mágico, não é? Que basta comer tal coisa e pronto: o corpo desinflama. Não existe alimento inflamatório ou anti-inflamatório. Mas é importante refletir sobre a sua alimentação em geral, pois ela pode, sim, ter um padrão pró-inflamatório, isto é, que favorece a inflamação do organismo.

Mas antes vamos entender do que falamos quando usamos a palavra inflamação.

A inflamação acontece o tempo todo no corpo, é um processo esperado e bem-vindo, uma resposta natural do sistema imunológico do corpo a lesões, infecções ou irritações. Trata-se de um mecanismo de proteção e cura do organismo. Ela pode ocorrer em várias partes do corpo ou até em nível celular e pode ser entendida como uma reação de defesa ao contato com um agente estranho que entra no nosso sistema. Portanto é um sinal de boa saúde, de que o organismo está atento e respondendo àquilo que você coloca dentro dele.

Pensando na alimentação: toda vez que comemos alguma coisa, inicia-se um processo inflamatório no sistema digestivo. Qualquer alimento provocará uma pequena reação. Afinal, combater agentes externos é o que se espera de um sistema que está funcionando adequadamente. Ainda que você coma todo dia, no mesmo horário, o pãozinho da padaria de sempre, para o corpo é sempre um novo pão. Como garantir que desta vez não tenha vindo junto uma bactéria ou algo que pode agredi-lo? Então ele dispara o processo inflamatório, que na maioria das vezes não causará qualquer sintoma.

Portanto, o corpo fica naturalmente nesse ciclo de inflama e resolve, inflama e resolve. Isso faz parte do seu funcionamento natural. Mas é verdade que em alguns casos a inflamação pode se tornar crônica, e aí temos um problema. Ela pode persistir por semanas, meses ou até anos, ser prejudicial ao corpo e estar associada a condições crônicas de saúde, como doenças cardíacas, diabetes, artrite reumatoide e muitas outras. Isso pode acontecer devido a um estilo de vida pró-inflamatório, com hábitos como sedentarismo, tabagismo e altos níveis de estresse somados a uma alimentação com consumo excessivo de gorduras trans e saturadas, carboidratos refinados, açúcares e produtos ultraprocessados; e pobre em frutas e vegetais, grãos e comida fresca e caseira. Estudos com camundongos e humanos já mostraram que, ao receber grandes quantidades de gorduras saturadas, os camundongos desenvolveram células inflamatórias no tecido adiposo e engordaram. Mas, atenção: o que faz mal é uma rotina baseada na ingestão excessiva desses alimentos; não quer dizer que eles, por si sós, sejam inflamatórios, como os terroristas da nutrição gostam de colocar.

A obesidade tem uma relação íntima com a inflamação localizada no tecido adiposo (a gordura do corpo) e no cérebro. Uma pesquisa brasileira revelou que áreas cerebrais ligadas à saciedade podem apresentar alterações em pessoas com obesidade.[31] Isso seria explicado pela presença de inflamação e morte celular nessas regiões, causadas por um modelo de alimentação com muitos ácidos graxos saturados. Outros estudos mostraram que um potencial perfil inflamatório de alimentação pode estar associado a um risco aumentado de demência em idosos, como o Alzheimer.[32]

Não existe alimento que, sozinho, seja capaz de provocar inflamação no corpo.

No entanto, vemos artigos e reportagens com títulos como "5 alimentos inflamatórios a evitar". Que desserviço! O que seria possível descrever são alimentos pró-inflamatórios, isto é, que podem favorecer o processo inflamatório, mas não causá-lo – de novo, excesso de gorduras trans e saturadas, excesso de carboidratos refinados, açúcares e produtos ultraprocessados. Isso, sim, seria informação científica e menos assustadora.

A avaliação científica do grau de inflamação de uma alimentação é feita por meio de um índice inflamatório, o Dietary Inflammatory Index (DII),[33] baseado em 45 nutrientes, e não alimentos. Trata-se de um cálculo complexo.

TAMBÉM É MITO

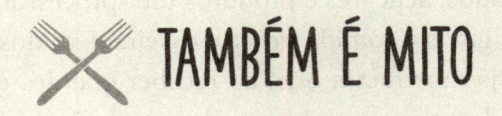

Testes ajudam a detectar a predisposição individual à inflamação?

Vejo crescer cada vez mais o comércio de produtos e serviços voltados a detectar intolerâncias e controlar a inflamação do corpo, como se isso fosse possível. A última moda são os testes que prometem revelar, com base em uma amostra de sangue, quais alimentos desencadeiam processos inflamatórios no organismo daquela pessoa e, então, devem ser removidos da dieta. Já atendi pessoas que chegaram desesperadas, com uma lista de mais de cinquenta alimentos a serem evitados, pedindo: "Socorro, doutora Sophie. Me ajude a saber o que eu posso comer, porque não posso nada disso aqui!"

Uma pessoa que encontrei fez o teste na França, e o resultado apontou ovos, leite e carne como inflamatórios para ela. Ela ficou amedrontada, é claro, pois são coisas que comia todos os dias. Exatamente por isso não dá para confiar nesse tipo de teste. Como ele avalia os níveis de imunoglobulinas (ou anticorpos) específicas para determinados nutrientes, só vai reagir àquelas correspondentes a alimentos consumidos com frequência. Não deu outra: a moça parou de comer ovo, leite e carne e incluiu muitas castanhas e nozes na dieta. Seis meses depois, refez o teste, que mostrou intolerância a nozes e castanhas, mas não mais a ovo, leite e carne!

Intolerâncias alimentares existem, mas não precisam limitar a alimentação nem prejudicar a qualidade de vida. Não é porque tem intolerância a um alimento que a pessoa tem que parar de consumi-lo. Pode parecer revolucionário, uma solução para muitos problemas, realizar um exame de sangue e descobrir o que você pode e não pode comer para turbinar a saúde. Mas isso está mais para pseudociência. Mais terrorismo!

Da mesma maneira, é pseudociência usar testes genéticos para fazer diagnóstico de intolerância a lactose ou glúten, pois podem dar falsos positivos. Mesmo que estejam à venda para quem quiser, testes genéticos[34] não servem para orientar uma dieta personalizada. A prática foi comparada a fazer uma espécie de horóscopo[35] da nutrição.

No entanto, existem algumas exceções. O teste genético para detectar uma mutação associada à fenilcetonúria, doença congênita que pode levar a danos cerebrais e deficiência intelectual, pode ser crucial quando realizado em recém-nascidos. Quando identificada precocemente, é possível adaptar a alimentação da criança, favorecendo assim seu desenvolvimento saudável.

A resposta inflamatória do corpo é complexa e pode ser influenciada por vários fatores, inclusive a genética e o estilo de vida, além de aspectos da dieta. Nem todas as pessoas reagem da mesma maneira a alimentos potencialmente inflamatórios. Portanto, os testes não servem para personalizar dietas. O melhor a fazer, como sempre, é adotar uma alimentação variada e equilibrada, com mais comida fresca que traga o prazer de comer, e menos processada e ultraprocessada.

Leite e derivados inflamam o corpo?
Algumas teorias sugerem que certos componentes do leite, como a caseína (uma proteína) e a lactose, que é o açúcar

natural do leite, podem desencadear respostas inflamatórias em algumas pessoas. Nesse grupo, o consumo exagerado de laticínios pode desequilibrar a microbiota intestinal e gerar sintomas ruins, como gases, dor e distensão abdominal, constipação ou diarreia. De modo geral, porém, não há por que demonizar o leite e seus derivados.

Muitas meta-análises sobre esse tema mostram que o leite e seus derivados têm efeito anti-inflamatório, não o contrário. No entanto, de uns tempos para cá, muitos profissionais da saúde adotaram um discurso de que "quem toma leite é bezerro" ou "o ser humano é o único animal que bebe leite depois de adulto". Acho que estão prestando um enorme desserviço espalhando essas crenças. Com isso, acabam assustando muita gente que, mesmo sem sentir nada de ruim e até gostando de leite, queijo e tudo o mais que possa contê-los, passa a evitá-los.

Há casos em que vale a pena cortar laticínios da alimentação, mas só depois de um profissional observar sintomas e avaliar outros aspectos da vida que podem ter influência no mal-estar que a pessoa sente. Mandar alguém parar de comer um alimento habitual nunca é um ato inofensivo e pode desencadear medo e comportamentos compulsivos.

O prejuízo pode ser pequeno do ponto de vista nutricional, afinal tem gente que passa muito bem sem beber leite porque não gosta mesmo. Hoje sabemos que ele não é indispensável na alimentação – olhando para a população chinesa, que não consome laticínios e não apresenta dados elevados de osteoporose ou indícios de deficiência ligada aos nutrientes do leite, isso fica claro. Para a saúde mental, em compensação, o impacto pode ser devastador.

> Uma adolescente me procurou durante a pandemia sentindo dores de barriga sem explicação. Antes, ela havia se consultado com um médico que, sem qualquer exame ou critério – e sem considerar que naquele momento ela provavelmente estava sob grande estresse, como todo mundo, por causa do medo da covid –, orientou que ela parasse de consumir tudo que contivesse lactose e glúten. Aí ela entrou em pânico, não queria comer mais nada, começou a perder peso e a manifestar anorexia. Ficou muito infeliz e demorou para corrigir esse trauma.
>
> A reação inflamatória ao leite depende de fatores individuais, não funciona da mesma maneira para todo mundo. Se você desconfia que tem essa sensibilidade ou conhece alguém que tenha, é importante investigar a questão junto com um nutricionista ou médico, que pode avaliar os sintomas e a dieta e sugerir substituições adequadas para não empobrecer a sua alimentação.

A DIETA VEGETARIANA É MAIS SAUDÁVEL?

Sim, vale a pena aumentar nosso consumo de frutas e legumes, tanto por uma questão de saúde quanto por motivação ambiental e ética. Em todos os lugares a alimentação à base de plantas (*plant-based*) vem sendo incentivada. Ela inclui não apenas frutas e vegetais, como também nozes, sementes, óleos, grãos integrais, leguminosas e feijões. Mas seguir um padrão alimentar *plant-based* não significa tornar-se vegetariano ou vegano e nunca ingerir carne, laticínios e qualquer coisa de origem animal. Em vez disso, trata-se de escolher priorizar alimentos de origem vegetal. Essa é a definição da Universidade Harvard.[36]

A alimentação mais recomendada, segundo vários estudos científicos, segue sendo a mediterrânea, que inclui peixes, aves, ovos, queijo e iogurte algumas vezes por semana, com carnes e doces com menos frequência. Sua base são alimentos de origem vegetal.

Estudos populacionais de grande porte e ensaios clínicos randomizados demonstraram que esse tipo de alimentação reduz o risco de doenças cardíacas, síndrome metabólica, diabetes, certos tipos de câncer (especificamente câncer de cólon, de mama e de próstata), depressão e, em adultos mais velhos, de fragilidade física, além de melhorar a função mental. As dietas à base de vegetais oferecem todos os macro e micronutrientes (proteínas, gorduras, carboidratos, vitaminas e minerais) necessários para uma boa saúde, e geralmente são mais ricas em fibras e fitonutrientes.

Antes de começar a falar de vegetarianismo, que exclui todo tipo de carne, é importante saber que existem diferentes versões, cada uma com suas particularidades. Temos as seguintes classificações:

- **Ovolactovegetarianos:** consomem ovos, leite e derivados.

- **Lactovegetarianos:** consomem leite e derivados.

- **Ovovegetarianos:** consomem ovos.

- **Vegetarianos estritos ou veganos:** não consomem nenhum alimento de origem animal – ou seja, excluem ovos, leite e derivados, mel de abelhas e alimentos com corante carmim (que é extraído do inseto cochonilha).

Várias populações no mundo têm uma alimentação de base vegetariana, tal qual a de países como Índia, Indonésia, Nigéria, China e Paquistão, entre outras. Estima-se que elas representem 5% da população mundial. No Brasil, nos últimos 10 anos, observamos um crescimento na busca por reduzir o consumo de carne. É uma conscientização necessária, em parte motivada pelo conhecimento de como se dá o processo de industrialização da carne, que cria condições inaceitáveis de cuidado com o gado, desde a criação até o abate, e de processamento da carne, incluindo embalagem, armazenamento e transporte. É importante estarmos atentos a tudo isso. Há, também, a questão ambiental, com a emissão de gases resultante da criação intensiva de gado e o desmatamento de áreas para esse fim. Porém, ao mesmo tempo que existe esse movimento forte de incentivar a alimentação baseada em plantas por aqui, o consumo de carne em nosso país é exagerado. Seria bom reduzir.

Movimentos como a "segunda-feira sem carne" são bem-vindos para abrir o horizonte de que é possível comer bem sem comer carne. Mas isso não deveria ser algo imposto. Vemos uma radicalização de discursos que colocam o consumo de carne como um ato ruim, pelo qual deveríamos sentir culpa. Nas plataformas de streaming, há uma porção de filmes financiada pelo movimento vegano mais radical e agressivo, tentando mostrar de maneira às vezes assustadora que uma alimentação vegana é mais saudável, embora não haja comprovação cientifica sólida dessa alegação.

Alguns anos atrás, recebi em meu consultório, quase ao mesmo tempo, três meninas de 15 anos vindas de uma escola francesa. Todas queriam se tornar veganas e, em casa, passaram a ter comportamentos de excluir e evitar alimentos, o que chamou a atenção dos pais, que me pediram ajuda. Conversando com elas, descobri que, orientadas por uma professora vegana, tinham assistido a um filme assustador na escola, que "conscientizava" sobre o sofrimento dos animais. As garotas ficaram tão impactadas que decidiram mudar radicalmente a alimentação, por conta própria. Começaram a perder saúde mental. O que essa professora quis fazer? Propaganda vegana? Não achei nem um pouco educativo, e sim terrorista. Não é assustando que se ensina como se deve comer, mas sim dando autonomia para cada um decidir como se sente confortável.

Fiquei surpresa quando publiquei uma decisão histórica da Academia Real de Medicina da Bélgica contra o incentivo à alimentação vegana para crianças, adolescentes e mulheres grávidas. Cada país se posiciona de uma maneira em relação a isso, e a França e a Itália seguem a orientação belga. Eu estava somente divulgando uma informação e fui bombardeada por comentários contrários à ideia, de forma estranha e repetitiva. Foi como se um grupo tivesse se organizado para fazer os ataques. Entendi que é complicado falar de veganismo, ainda mais nas redes sociais, pois muitos encaram esse estilo de vida quase como uma religião. Ser vegetariano ou vegano não deveria causar tanta briga, essa é uma escolha pessoal.

A própria Sociedade Vegetariana Brasileira (SVB) é vegana, e não representa o vegetarianismo nem as pessoas que querem ser vegetarianas e flexíveis. No site da instituição, o conceito de vegetarianismo é descrito como "o regime alimentar que exclui os produtos de origem animal". Isso não é vegetarianismo; é a definição de veganismo! O vegetarianismo exclui carnes, mas não todos os produtos animais. Lendo os objetivos da SVB podemos ver que o primeiro é: "A promoção do vegetarianismo estrito em todos os seus aspectos, incluindo o ético, o ecológico e o de saúde."[37]

O veganismo vai além do vegetarianismo estrito. Seguindo a International Vegan Society, é um modo de viver por escolha, que busca excluir, na medida do possível e praticável, todas as formas de exploração e crueldade contra os animais – seja na alimentação, no vestuário ou em outras esferas do consumo. Para além da alimentação, veganos têm uma preocupação em não consumir quaisquer produtos de origem animal ou que façam testes em animais, como roupas, calçados, cosméticos e produtos de limpeza.

> *Do ponto de vista nutricional, é possível se alimentar com um padrão vegetariano e ser saudável, desde que o indivíduo seja bem orientado.*[38]

Vejo muitas meninas jovens decidindo virar vegetarianas por conta própria, frequentemente com intenção de emagrecer, tirando de vez a carne da alimentação sem a cautela de substituí-la por outra fonte de proteína. É comum que compensem no carboidrato, se entupindo de macarrão ou arroz e, com isso, aumentem a tendência a um desequilíbrio alimentar e risco de engordar.

Já o veganismo pode levar a carências nutricionais se não houver um planejamento da alimentação e o acompanhamento de um profissional especializado. A vitamina B12, presente em carnes, laticínios e ovos, é essencial para vários processos do organismo. No caso de uma alimentação sem nada de origem animal, o mais comum é que seja necessário suplementar essa vitamina. Ninguém pode virar vegano de um dia para o outro: é preciso orientação para uma boa adaptação. Tanto é assim que, quando chegam ao meu consultório pessoas veganas ou com desejo de seguirem essa escolha, eu as acolho e encaminho para profissionais especialistas no assunto. O trabalho do profissional é ajudar o paciente sem julgamento, para que ele consiga o máximo de saúde em sua trajetória. Infelizmente vemos muitos profissionais fazendo terrorismo para os pacientes deixarem de comer carne. Isso não é ético nem científico. Vemos também que muitos dos ativistas e defensores do veganismo são donos ou parceiros de marcas de produtos veganos, o que configura conflito de interesses.

Muitos dos benefícios percebidos por quem adota um estilo vegetariano equilibrado vêm de um cuidado maior com suas escolhas alimentares, mais consciência sobre o que está comprando e consumindo e ingestão maior de frutas, legumes e verduras, cereais integrais e castanhas, que são fontes de fibras e compostos antioxidantes. Tudo isso possibilita uma alimentação melhor. Além de as pessoas sentirem mais energia e bem-estar pelo fato de estarem comendo mais comida fresca, a ciência tem mostrado que a saúde delas sai ganhando, principalmente a do intestino e a do coração.

Por outro lado, é preciso levar em consideração alguns pontos para que a restrição na alimentação não acabe sendo um "tiro no pé" ou causando mais prejuízo do que benefício à saúde. Por exemplo, ao contrário do que pode parecer ao senso comum, muitos veganos e vegetarianos consomem produtos ultraprocessados em excesso. Isso porque, ao eliminar a proteína animal do cardápio, recorrem a "queijos" e "leites" vegetais (de castanhas, arroz ou aveia) e "carnes" feitas de plantas. O mercado voltado a esse público está fervendo e o número de empresas fabricantes desses produtos alternativos cresceu bastante nos últimos anos. O problema é que, para garantir aparência, textura e sabor agradáveis, muitas dessas versões contêm ingredientes artificiais (conservantes, corantes e emulsificantes), além de açúcares e gorduras saturadas, o que as coloca na categoria de ultraprocessados.

Isso não quer dizer que esses alimentos não possam ser consumidos, mas não devem ser a base da alimentação de uma pessoa vegetariana ou vegana. Minha sugestão é que, se a pessoa quiser comer carne e tomar leite evitando produtos de origem animal, vale a pena experimentar preparar os próprios alimentos e bebidas em casa, utilizando ingredientes *in natura*. Existem inúmeras receitas na internet, e essa pode ser uma boa oportunidade para a pessoa se aventurar mais na cozinha e melhorar sua relação com a comida, sem depender dos ultraprocessados.

Existem diferentes motivações para alguém decidir ser vegetariano, como questões políticas e ambientais. Aqui, estou pensando nas pessoas que fazem essa escolha acreditando que ser vegetariano é mais saudável ou faz emagrecer. Como podemos ver, nem sempre é. Para que a opção realmente valha a pena, é preciso ter cuidado com radicalismos. A alimentação não deve ser fonte de estresse, cobrança e culpa, mas de escolhas livres e prazerosas. Se achar difícil cortar totalmente carne, leite e derivados, lembre-se de que é muito possível ser saudável baseando sua alimentação em plantas e cereais, e manejando o consumo de laticínios e carne, frango ou peixe. E procure escolher produtos de origem conhecida e que sejam menos processados. Com tudo que venho estudando, continuo seguindo e recomendando o estilo de alimentação mediterrâneo, o mais associado a melhor qualidade de vida e saúde. Um padrão interessante hoje é o semivegetariano ou flexitariano, uma alimentação à base de plantas que inclui ovos, laticínios e, ocasionalmente, carne, aves, peixes e frutos do mar.

Fique em paz com a comida e lembre que os transtornos alimentares podem começar com restrições na dieta. Como regra geral, aumente a ingestão de legumes e frutas no seu dia a dia buscando receitas saborosas.

CAPÍTULO 5
Mitos sobre peso, doenças e comportamento

PRECISAMOS CONTROLAR O CORPO, PORQUE ELE SÓ QUER ENGORDAR?

O que mais vejo no meu consultório são mulheres exaustas após uma vida fazendo dietas restritivas, tentando incessantemente perder peso. Elas costumam receber elogios quando conseguem emagrecer e, depois, quando o peso volta – às vezes mais do que tinham antes –, acabam ficando com a autoestima lá embaixo, com sensação de fracasso, de inadequação e de ter um corpo que não funciona. "Doutora Sophie, meu corpo não presta, ele só quer engordar, está quebrado", dizem.

Muitas dessas pacientes começaram tentando perder 3 quilos porque se achavam gordas e hoje estão com 25 quilos a mais. Escuto delas: "Quando vejo minhas fotos da época em que queria emagrecer, percebo que eu não estava gorda, mas me achava gorda. Eu ficaria feliz com aquele corpo porque sou muito mais gorda hoje."

É legítimo perder a confiança no seu corpo, afinal, quanto mais você tenta emagrecer, mais engorda. Para piorar, em todo lugar escuta que a culpa é sua. A realidade é que seu corpo não entende dessa forma. Quanto mais você tenta emagrecer privando-se intencionalmente de comer, mais o seu corpo fica estressado e se defende.

A primeira etapa para chegar a um peso saudável e sustentável é estabilizá-lo: fazer com que o corpo pare de engordar e chegue a um estado de paz, em vez de viver lutando e se defendendo por sobrevivência. No lugar de tentar controlar o peso, escolha respeitar, aceitar, escutar e cuidar dele.

Aceitar não quer dizer desistir de emagrecer; quer dizer cuidar e parar de lutar contra.

Parar de engordar é um objetivo mais saudável do que querer emagrecer. O emagrecimento é consequência de uma saúde e um comportamento melhores. Querer controlar o corpo e o peso pode fazer engordar mais.

Vejo muitos pacientes que começaram a fazer dieta bem jovens, às vezes antes da puberdade, com aconselhamento de profissionais da saúde e seguindo a demanda dos pais. Hoje sabemos que isso pode desregular o corpo de crianças e adolescentes ainda mais do que o de adultos.

Tenho uma paciente de pouco mais de 30 anos que é médica e estava tendo muitos episódios de compulsão. Primeiro tratamos essa parte e, quando estávamos na fase de cuidar da reconexão com o corpo e desfazer as crenças que ela tinha sobre nutrição, a moça contou como desde cedo fora influenciada pelo pai. Quando era mais jovem, era atleta de tênis e praticava por horas diariamente. Ao entrar na faculdade de medicina, teve que parar os treinos. O pai logo alertou: "Você vai precisar de um nutricionista para não engordar." O próprio pai plantou nela a crença de que o corpo não sabe se regular e precisa ser controlado. Mas a realidade é outra. Em casos assim, provavelmente haverá uma fase de adaptação, mas a pessoa, estando conectada com o corpo, terá menos apetite e, automaticamente, reduzirá por conta própria a ingestão de alimentos. Ela não conseguirá impedir a transformação do corpo, com o risco de perder massa muscular e ganhar gordura, mas isso é um processo fisiológico natural de um corpo que para de se exercitar, e não tem a ver com a alimentação. A paciente tinha ido a um nutricionista que havia passado uma dieta muito restritiva (baseada no cálculo de calorias), e foi aí que começaram os ciclos infernais de restrição e exagero.

Por que ensinar a seu filho que o corpo dele precisa de controle? Você não o ajudará a ter autonomia e confiança no corpo, pelo contrário.

PARA EMAGRECER, É SÓ COMER MENOS?

Essa crença faz parecer que controlar quanto comemos é capaz de resolver tudo, de obesidade a doenças crônicas e até dor nas costas. É verdade que, ao reduzir a ingestão calórica, muitas pessoas têm resultados de perda de peso, melhora no metabolismo e ganho de saúde geral, principalmente a curto prazo. O difícil é a manutenção. Querer controlar a alimentação pode levar a pessoa a comer mais.

O corpo muitas vezes responde às restrições alimentares aumentando o apetite, desencadeando desejos intensos e dificultando a manutenção de dietas restritivas por muito tempo. O sucesso não depende só da força de vontade. Melhorar padrões de comportamento em relação à alimentação é essencial, e isso deve ser feito com atitudes mais equilibradas, saudáveis e sustentáveis, que levem em consideração a biologia complexa e a psicologia da nossa saúde alimentar.

Diminuir drasticamente o consumo de calorias, restringir grupos alimentares ou cortar alimentos pode ter efeito oposto ao desejado. Quando tentamos forçar restrições severas na alimentação, muitas vezes o corpo e a mente reagem em defesa. A fisiologia humana busca o equilíbrio, e nosso comportamento alimentar é influenciado por essa busca incessante por equilíbrio, a homeostase. O cérebro vai se defender aumentando a insistência em buscar comida para aliviar as dores e comer vai virar a solução para tudo, uma válvula de escape. Tentando comer menos, você acaba comendo mais e tendo muita frustração.

Foi observado que uma dieta restritiva ou nutricionalmente pobre pode afetar a interocepção, a habilidade de sentir o corpo em relação à ingestão, à fome e à saciedade. Vejo isso claramente no meu consultório: o paciente, após fazer dieta restritiva, não sabe mais o que está sentindo e acaba confundindo tudo. "Doutora Sophie, não sinto fome, mas como o tempo todo. Estou triste, vou comer; estou cansado, vou comer; estou com tédio, vou comer; estou com ansiedade, vou comer", dizem. Me lembro de uma paciente que após mais de 35 anos de dieta, depois de ter tratado comigo suas compulsões, estava bem mais conectada consigo mesma e me disse: "Hoje consigo ver que tudo me fazia comer, qualquer desconforto, até vontade de fazer xixi. Primeiro eu comia, e em seguida, se o desconforto não passasse, eu ia ao banheiro."

Como alguém pode perder essa conexão com o corpo? É algo não só possível, mas frequente. Aí está a grande questão do fracasso atual do cuidado com o peso: tentando emagrecer, engordamos.

É triste, mas a recomendação de profissionais, revistas, redes sociais e da sociedade como um todo cria mais dificuldade para que as pessoas melhorem a saúde e a conexão com o próprio corpo. Quando desenvolvem o comer emocional e passam a recorrer aos alimentos para aliviar qualquer desconforto, acabam comendo mais do que precisam e, muitas vezes, alimentos mais energéticos, como ultraprocessados ou doces. Isso não resolve as queixas do corpo, e ainda piora o quadro.

O importante hoje é ajudar os pacientes a se reconectarem consigo mesmos para saberem responder à pergunta "Estou com fome de quê?". É interessante ser capaz de distinguir a fome física da fome psicológica para saber lidar melhor com ela e não acabar comendo por qualquer motivo. Na palestra TEDx que dei no final de 2013,[1] chamada "O peso das dietas", contei a história de um menino de 10 anos que melhorou quando eu disse a ele: "Quando estiver triste pode chorar, não precisa comer."

Tentar comer menos afeta a saúde física e mental e pode aumentar o risco de engordar. Um estudo acompanhou mais de 4 mil pessoas durante 10 anos e tentou avaliar quais são os maiores fatores de ganho de peso. O fator mais associado à manutenção de um peso estável é comer regularmente e não apresentar histórico de dietas restritivas.[2] Restringir faz engordar.

Se você se alimenta escolhendo alimentos frescos e respeitando sua fome, naturalmente vai ficar mais saciado e comer menos como resultado, não de um jeito restritivo, mas de um jeito intuitivo. Vou repetir: o importante é comer melhor, e não menos, porque comendo melhor você acaba comendo menos.

SE EU ESCUTAR MINHA FOME, VOU COMER MUITO E ENGORDAR?

Meu consultório funciona como meu laboratório particular, já que sou pesquisadora em neurociência do comportamento alimentar. O mais difícil no começo da terapia nutricional é ajudar o paciente a acreditar que ele pode comer de tudo, que o problema não é o alimento, mas sim a relação que se tem com ele. Quando alguém sai de anos de dietas e restrição, a impressão é de que, caso seja deixado à vontade, vai comer tudo o que encontrar pela frente, "Vou comer a casa inteira", dizem. Já falamos anteriormente que tentar comer menos e fazer dieta aumenta o apetite. Respeitando o apetite, a fome se acalma.

Uma paciente jovem estava bem mais tranquila com a comida após um tratamento para compulsões alimentares quando perguntei: "Ainda existem alimentos que a fazem ter medo de perder o controle?" Ela respondeu que sim: bisnaguinha, não conseguia comer poucas. Então sugeri o seguinte exercício: "Esta semana você vai se autorizar a comer bisnaguinhas no café da manhã. Pode comer quantas quiser, prestando atenção na sua vontade." Na semana seguinte a moça contou que no primeiro dia comeu seis; no segundo dia, seis; no terceiro dia, quatro; no quarto dia, duas; e no quinto dia aconteceu algo muito estranho. "Doutora Sophie, percebi que não gosto de bisnaguinha!" O fato de se permitir comer é capaz de mudar a relação que se tem com o alimento, fazendo a pessoa começar a prestar atenção no sabor. O alimento proibido pode ser alvo de exageros quando você comer sem saboreá-lo. Não é interessante?

Depois de algumas sessões trabalhando não somente *o que*, mas também *como* a pessoa come, gosto de perguntar:

Você acha que está comendo melhor? A resposta é sempre sim.

Você acha que está comendo menos? Também, sim.

Quanto menos? A resposta varia entre 30% e 50%.

Quanto diminuiu o hábito de beliscar doces e salgadinhos? De 50% a 80%.

Esses dados não são científicos nem comprovados, pois vêm da minha experiência pessoal. Eles revelam como ter paz ao comer deixa a pessoa mais tranquila, mais consciente e mais conectada, sem tanto comer emocional. O resultado no peso é consequência – e às vezes é surpreendente.

Não é garantido haver perda de peso instantânea, porque o peso é muito mais complexo do que comer menos e malhar mais. Alguns pacientes ficam frustrados e me dizem: "Estou comendo muito menos e estou fazendo mais atividade, por que não emagreço?" Porque o emagrecimento saudável está além de uma conta de calorias. Como falei, o fato de não engordar mais, mesmo comendo de tudo, já é uma vitória incrível. É preciso entender que o corpo tem o tempo dele e que, antes de emagrecer, vai precisar de um ajuste geral da saúde, como a melhora dos níveis de glicemia, insulina, colesterol e gordura no fígado, por exemplo.

O processo de emagrecimento pode ser rápido (já tive pacientes que perderam 40 quilos em oito meses) ou lento (outros ficaram um ano com o peso estabilizado antes de começar a perder). O interessante da perda de peso como consequência de comer melhor e ter mais saúde é que ela é sustentável, sem briga interna. O corpo aceita baixar seu "termostato". A teoria do "fechar a boca e malhar mais" enganou muita gente a vida toda, prejudicando a saúde e fazendo engordar a longo prazo.

Em geral, sou eu quem dá esta notícia ruim: não existe jeito fácil e duradouro para mudar o peso, ele é consequência do seu apetite e da sua saúde, não o contrário.

EMAGRECER É UMA QUESTÃO DE DISCIPLINA E FORÇA DE VONTADE? A SUA SAÚDE É RESPONSABILIDADE SUA?

Tenho muitos pacientes que são médicos, advogados ou profissionais altamente qualificados de várias outras áreas. Ninguém conquista diplomas e cargos importantes sem força de vontade e disciplina. A maioria reconhece isso e desabafa sobre a frustração de não conseguir se controlar para algo que deveria ser tão simples e natural quanto comer. Explico que comer não depende de controle racional, pois se trata de um processo animal de preservação que está acima da vontade. Não confiar no corpo faz a gente querer se controlar, e quanto mais controle, mais risco de descontrole.

Comer melhor é comer com mais qualidade e melhor comportamento. Por incrível que pareça, não há muitos estudos sobre isso. O que temos no lugar? Pesquisas sobre dietas e restrições para perda de peso. A neura da sociedade é o emagrecimento, mas nem todos entendem que o corpo tem outra lógica: se você o desequilibrar, ele fará de tudo para voltar ao equilíbrio, desencadeando uma cascata de mudanças. Repito aqui: duas das principais mudanças são aumento do apetite (para comer mais e recuperar o peso) e redução do metabolismo (para preservar sua integridade e gastar menos). Isso foi mostrado há mais de 30 anos, mas insistimos em acreditar que emagrecer é uma questão racional de força de vontade e disciplina.

Quanto mais tentamos controlar o peso, maior o risco de perder a nossa interocepção. Sendo assim, não é justo colocar na pessoa toda a responsabilidade pela saúde. Muitas vezes ela é mais vítima do que culpada, tendo sido orientada com condutas que mais prejudicam do que ajudam, até entrar em uma espiral infernal, um círculo vicioso.

O incentivo a fazer dieta restritiva pode provocar uma deterioração da saúde do paciente a longo prazo, com maior risco de engordar mais, ter alterações metabólicas e desenvolver doenças crônicas. Nosso meio ambiente alimentar também está contribuindo para a piora da saúde, com oferta excessiva de alimentos palatáveis, vidas aceleradas, estresse no trabalho e falta de segurança nas cidades – tudo isso dificulta um estilo de vida saudável. A responsabilidade é de todos esses fatores, não unicamente da pessoa. As doenças podem se instalar e afundar o paciente, que não consegue voltar a ter saúde.

O papel do profissional é ajudar a ganhar saúde, não julgar e culpar o paciente por não emagrecer. É importante tirar dele a culpa por ter obesidade ou diabetes ou câncer. Dizer que alguém "não se cuida" ou "é preguiçoso" é muito injusto.

TER CONHECIMENTO SOBRE NUTRIÇÃO AJUDA A COMER DE FORMA MAIS SAUDÁVEL?

A alimentação é a base da saúde. Mas será que ter mais conhecimento ajuda a comer melhor? Uma das ideias centrais deste livro é que o excesso de informação sobre saúde e alimentação tem se tornado um problema sério para a sociedade. O mundo está adoecendo na busca incessante por ser "mais saudável", e os profissionais da saúde têm grande responsabilidade nessa situação: com orientações contraditórias ou erradas, acabam atrapalhando em vez de ajudar. Vimos que a maneira como as informações são divulgadas é sensacionalista e assusta mais do que ajuda a tomar boas decisões, gerando culpa e sensação de fracasso. Não é à toa que profissionais da saúde estão entre os que apresentam mais transtornos alimentares e comer transtornado. Os campeões são os nutricionistas.[3]

Existe tanta informação a respeito do que seria uma boa alimentação que ficamos perdidos em meio a tanta confusão. Ter mais conhecimento nutricional não faz comer melhor nem ser mais saudável. Ao contrário, parece que é algo prejudicial à saúde. É claro que é importante ter conhecimento sobre alimentação, especialmente hoje em dia, quando a oferta de alimentos é tão abundante que sequestra nosso cérebro, mas também é preciso ter discernimento sobre o que vale a pena levar a sério. Quando se trata de saúde e nutrição, o excesso de informação leva a mais ansiedade e atrapalha as nossas escolhas.

É comum comparar os americanos e os franceses quando a questão é alimentação, pois parece que os franceses fazem tudo errado, mas são menos gordos e têm mais saúde. Esse é o chamado primeiro paradoxo francês: eles comem muita gordura, bebem vinho e comem doces, mas não têm tanta obesidade e doenças cardiovasculares. Há também um estudo canadense[4] que apresentou outro paradoxo francês ao comparar o nível de conhecimento nutricional de americanos e franceses. Posso apostar que muita gente anteciparia a conclusão de que os franceses são mais bem informados sobre o assunto, afinal são mais magros. Mas o resultado mostrou o contrário! Os americanos, em sua maioria, têm muito conhecimento sobre nutrição, sabem responder a perguntas sobre os diferentes tipos de gordura, por exemplo, e estão o tempo todo escutando as novidades da ciência sobre o que comer e não comer. Os franceses, por sua vez, têm um tipo de conhecimento nutricional fraco e são mais voltados ao prazer de comer. Isso, no entanto, está se perdendo. Alguns dizem que o plano nutricional francês (PNNS) que foi lançado nos anos 2000 colocou o país na esfera do terrorismo nutricional. Querendo fazer o certo, esse plano começou a divulgar frases como "comer menos e mexer mais" (*mangez moins, bougez plus*), difundindo um discurso nutricional reducionista sobre controlar calorias, evitar gorduras, etc. Hoje, infelizmente, a neura alcançou a França e vem acabando com a cultura de paz com a comida.

Saber muito sobre nutrição não faz bem à saúde física nem à mental.

SER SAUDÁVEL DEPENDE DE COMER ALIMENTOS SAUDÁVEIS E FAZER DIETA?

O que você acha que é mais saudável: uma folha de alface ou um brigadeiro? Não, a resposta para essa provocação não é "a salada de alface porque tem menos calorias". E, sim, "depende do contexto". Se você está em uma festa de aniversário, é mais saudável curtir o brigadeiro do que pedir uma salada ao anfitrião, não é verdade?

> *Não é o alimento em si que é o mais importante, e sim seu comportamento diante dele, a sua relação com ele.*

Uma pergunta que me fazem com frequência é sobre qual seria o tipo mais "saudável" de chocolate. Quando o período da Páscoa se aproxima, perguntam muito se vale a pena escolher um ovo de chocolate "fit", diet ou light, como os muitos que existem no supermercado. Mães e pais de filhos com sobrepeso ou obesidade hesitam em dar ovos de presente às crianças nessa época. Ou, pior, fazem diferença entre a criança que está gordinha e o irmão ou a irmã que não está: enquanto uma só tem direito a um ovo de Páscoa pequeno, sem açúcar e muitas vezes sem graça, a outra pode escolher livremente o tipo e tamanho que quiser – e que geralmente é mais gostoso. Que crueldade!

Todo ano eu repito várias vezes que todo mundo tem direito ao prazer de comer, seja qual for seu peso. Não é um ovo de chocolate que vai arruinar a dieta de ninguém. Dar à criança um ovo que ela não vai curtir pode ter efeito pior no comportamento alimentar, pois ela vai comer escondido, com culpa ou até roubar do irmão e se sentir muito mal depois.

Atendi uma paciente de 16 anos com bastante compulsão e fiscalização para comer "saudável" em casa. A mãe dela disse: "Mas, doutora Sophie, em casa não entra nada de porcaria." Expliquei que talvez por isso mesmo a filha viesse tendo episódios de compulsão, afinal não estava tendo seu prazer de comer respeitado. Expliquei que era importante respeitar as vontades dela e até deixar que se deliciasse no almoço, com estrogonofe ou outra coisa "proibida", para não frustrá-la e vê-la comer escondido. A jovem melhorou muito.

Quando chegou a Páscoa, orientei a mãe a deixar a filha decidir qual ovo de chocolate queria. Mais tarde, a jovem me agradeceu muito: "Foi tão bom comer o que eu quis! Saboreei devagar e demorei vários dias para acabar com o ovo, foi incrível." E continuou: "Sabe por que não durou mais? Meu pai roubou meu ovo!" Sim, o pai também tinha compulsão. A competição em casa ou a falta de liberdade para comer mexe com o comportamento e pode alterar toda a dinâmica familiar, por isso muitas vezes eu pergunto sobre o comportamento dos familiares. Às vezes é importante tratar a família inteira.

Em tempo: as pesquisas dizem que chocolate meio amargo e amargo são mais saudáveis do que o ao leite e o branco, por exemplo, por causa do teor mais alto de cacau, que possui propriedades antioxidantes e menos açúcar. Mas não adianta comprar o produto mais caro, com ingredientes de ótima qualidade, e não gostar do sabor. Muita gente opta por chocolates com concentração de cacau acima de 70% porque o nutricionista disse ser o mais adequado, mas faz cara feia ao comer, pois sente que não mata a vontade de doce nem dá o prazer de comer chocolate.

Há estudos interessantes que mostram que a palavra "saudável" para muitos soa como "não gostoso". Quando atribuímos uma função a um alimento, parece que ele deixa de ser gostoso. Um estudo bem famoso demonstrou que se você apresenta brócolis a uma criança e diz "Coma porque é saudável", ela come só um pouco, na maioria das vezes. Porém, quando o mesmo alimento é oferecido com "Hum! Prove este brócolis, que gostoso!", a criança come mais. Na alimentação infantil não é aconselhado dar função aos alimentos ("deixa forte, inteligente ou magro"), mas sim falar de como é saboroso e associar ao prazer de comer.[5]

Aconteceu comigo algo parecido certa vez, quando eu estava em um hotel-fazenda que tinha um café da manhã maravilhoso com pães quentes, bolos, iogurte, granola, tudo caseiro! Fiquei animada e comecei a me servir. Quando vi o bolo de banana com nozes, logo quis pegar um pedaço, pois tinha a aparência dos deliciosos *banana bread* dos Estados Unidos. Quando me aproximei, a dona do hotel falou: "Prove, é sem glúten." No mesmo instante perdi a vontade. Foi totalmente inconsciente, afinal sei que é possível fazer um bolo gostoso sem glúten, mas não quis mais provar. Às vezes eu mesma me surpreendo com os reflexos do nosso cérebro, bem descritos pela neurociência.

Outro exemplo: uma paciente contou que, para ajudar a família a comer bem, fez um curso de cozinha saudável. Ela se empolgou, mas a família, não. Depois de um tempo os filhos pediram: "Mãe, por favor, volte a fazer comida normal!"

O alimento mais saudável é aquele que agrada o seu paladar e deixa você satisfeito e feliz.

Fuja dos discursos que pregam alimentos perfeitos ou milagrosos. Eles não existem, ok?

Escute seu corpo para saber o que ele realmente quer e respeite seu desejo, saboreando sem excesso e sem peso na consciência. Permita o mesmo às crianças, tentando oferecer mais qualidade e deixando que elas escolham o que querem comer, sem proibições ou imposições. Quando você não respeita sua vontade e se engana fazendo escolhas que são supostamente mais saudáveis, o resultado é frustração e risco de descontar comendo outros alimentos, às vezes exagerando na quantidade e sentindo culpa em seguida. Ou seja, a troca não compensa.

SE EU COZINHAR, VOU COMER DEMAIS?

Já escutei isso de vários pacientes, que têm receio de começar a cozinhar, sentir vontade de comer muito e perder o controle da alimentação. O que a ciência observou é que acontece o contrário.[6] Na realidade, o ato de cozinhar e todo o ritual envolvido, como colocar a mesa, por si só ajuda a reduzir a fome. Você envia ao cérebro um sinal indicando que vai se alimentar, tem a expectativa de comer algo gostoso e acalma a fome. O que os pacientes observam é que só de cozinhar e sentir o cheiro gostoso da comida, já estão com menos fome quando sentam à mesa. A fome é física e psicológica!

Quando você cozinha em casa e gosta de provar comidas diferentes, acaba comendo menos. Talvez não naquela refeição que preparou, porque estava tão gostosa que você quis repetir o prato. Mas a tendência é levantar da mesa satisfeito e demorar para ter fome outra vez. Na avaliação do dia inteiro, você terá comido menos.

Ainda sobre as escolhas inconscientes: quem respeita o prazer de comer e tem o hábito de cozinhar em casa, quando sai para comer fora tende a escolher restaurantes de melhor qualidade, para comer coisas que normalmente não faz em casa. Quem não consome comida fresca e caseira em casa, ao contrário, quando come fora ou pede delivery de comida, busca alimentos mais do tipo fast-food.

Pessoas mais ligadas à comida e interessadas por novidades alimentares têm um IMC menor, cozinham mais, são fisicamente mais ativas e mais preocupadas com a qualidade da alimentação.

Cozinhar e comer comida fresca e caseira foi associado a menos risco de desenvolver obesidade e diabetes tipo 2.[7] Uma alimentação saborosa e divertida também favorece um peso mais saudável. Lembre-se: o prazer de comer é parte de uma vida saudável.

Às vezes escuto o contrário: "Doutora Sophie, eu não sei cozinhar. Tudo o que faço fica muito ruim!" Ainda assim, vale a pena se aventurar na cozinha. Como diz o rato Remy, no filme *Ratatouille*, todo mundo sabe cozinhar. Comece aos poucos e com curiosidade, usando e abusando das receitas que encontrar na internet – tem muitas deliciosas! É só começar e ir tomando gosto pela liberdade de fazer a própria comida. Busque uma rede de apoio, seja quem mora com você ou contratando alguém para ajudar.

O CAFÉ DA MANHÃ É UMA REFEIÇÃO OBRIGATÓRIA?

Mais uma vez, minha posição é "depende". Até agora, não existe consenso sobre essa questão. Depende de quê? Do contexto, da pessoa e do comportamento.

Se alguém vem se consultar comigo e diz: "Doutora Sophie, não tenho problema com o peso e estou aqui para entender como posso melhorar a minha alimentação, mas não tomo café da manhã." Vou deixar a pessoa tranquila sem tomar café da manhã, pois ela parece ter uma boa consciência alimentar, e não é obrigatório fazer essa refeição. Jamais vou querer impor regras que possam desequilibrar a relação do paciente com a fome, a saciedade e a regulação do corpo. Porém a maioria dos meus pacientes me procura porque está querendo emagrecer e está perdida sobre o que comer e afirma não sentir fome, mas no final do dia quer comer tudo o que encontra pela frente. Aí, sim, eu os oriento a tomar café da manhã.

Quando você acorda pela manhã, está em jejum – por isso é que em alguns países, como em Portugal e na França, o café da manhã é chamado de "pequeno almoço" ou "pequeno desjejum", traduzindo. Fazer um café da manhã neste momento pode ajudar o corpo a começar o dia nutrido – é como se você mandasse a seguinte informação ao cérebro: não estou mais de dieta. Inclusive, um estudo recente, de 2023, analisou os dados de quase 104 mil pessoas e concluiu que o hábito de tomar café cedo e jantar cedo contribuiu para diminuir o risco de problemas cardiovasculares.[8]

Começar o dia nutrido ajuda a pessoa a ficar atenta na parte da manhã e conseguir chegar até a hora do almoço com uma fome razoável. Ou seja, o café da manhã pode funcionar para impor uma rotina e para acalmar o trauma da dieta (na verdade, do jejum). Ter rotina para comer é importante para a reeducação da interocepção da fome e da saciedade.

Muitos pacientes vêm de práticas de jejum intermitente e têm até medo de comer de manhã. Meu trabalho é ajudá-los a se reconectarem com o corpo sem seguir regras externas, estabelecidas pelo relógio, seguindo, sim, seu próprio relógio interno, o biológico.

Certa vez, no atendimento de pacientes com obesidade e transtornos alimentares, acompanhei o caso grave de uma mulher com muitas alterações metabólicas, diabetes e episódios diários de compulsão. Uma história clássica de alguém que queria emagrecer 3 quilos aos 18 anos e procurou um endocrinologista, que lhe receitou um medicamento emagrecedor (uma anfetamina). Então a paciente emagreceu 7 quilos, depois engordou 10 e começou uma vida de dependência em anfetaminas, que comprava pela internet, durante 30 anos. Ela ficou literalmente viciada em emagrecer.

Quando lhe perguntei quanta fome ela sentia, ela respondeu que não sentia nada até o final do dia, e de repente tinha compulsão. Um dia ela se machucou, teve necrose no dedo do pé e precisou ser encaminhada ao hospital com urgência. Depois me confessou que tinha intenção de aproveitar a internação para emagrecer. "Mas depois pensei em você, doutora Sophie, e resolvi te dar uma chance e escutar você. Vou comer tudo que me oferecerem ao longo do dia e não fazer dieta." É verdade que no hospital existe uma rotina de refeições, e isso ajuda. Quando ela deixou o hospital, 15 dias depois, com o pé curado, veio me dizer: "Agora acredito em você, doutora. Comi tudo que me deram e hoje estou sentindo minha fome e minha saciedade. E até emagreci durante a internação. Não acreditava que era possível." Esta paciente melhorou muito e com certeza foi graças à reconexão com o corpo. Até cheguei a brincar com ela: "Pronto, então vamos internar todo mundo por duas semanas!"

A CADA REFEIÇÃO EXISTE O RISCO DE ENGORDAR?

Um mito muito presente é o de que as refeições precisam ser perfeitas – o que vem sobretudo das dietas montadas pelos profissionais e das revistas que insistem em indicar quantidades, calorias e quais alimentos comer. Isso leva a pessoa a pensar que comer tem que ser algo calculado de maneira matemática, mas não é assim!

Ninguém sabe o que você precisa em determinado horário, que pode ser diferente do que você precisa no mesmo horário do dia seguinte. Muitos fatores interferem, como a sua fome, seu metabolismo e até o estado psicológico. O problema das dietas calculadas com tanto rigor é que elas transmitem a noção de que se não for possível segui-las um dia, todo o esforço irá por água abaixo. Então muita gente começa a ter pensamentos do tipo "Já que estraguei minha dieta hoje, vou fazer uma despedida e amanhã volto" ou "Estraguei minha refeição, então vou ter que compensar na próxima". Esses são pensamentos transtornados. Sabe o que vai acontecer se você comeu mais do que "deveria" em uma refeição? Nada, absolutamente nada! A não ser o fato de que sua fome vai demorar mais para voltar, isto é, você terá menos fome para a refeição seguinte.

Quando estudamos alimentação e peso aprendemos que não existe relação direta entre uma refeição e o peso. Você não engorda porque comeu mais em uma refeição. O peso é resultado de vários dias. Alguns estudos sugerem que há associações entre calorias e ganho de peso apenas depois de uma e até duas semanas. Ou seja, um exagero ocasional não altera seu peso. Talvez na hora, sim, pode ser que o peso aumente devido ao exagero e à comida que ainda está no intestino, sendo digerida. Já reparou que quando você exagera um pouco no churrasco, a tendência é evacuar mais no dia seguinte? Seu corpo é sábio e não vai metabolizar tudo que você comeu, uma parte será eliminada. E ninguém sabe com o que o corpo vai decidir ficar, o que vai metabolizar e evacuar, não é mesmo? O importante é o padrão alimentar, não as refeições isoladamente.

Alguns falam na regra dos 80-20 para organizar a alimentação, o que pode fazer sentido, mesmo sem haver comprovação científica: tentar seguir uma alimentação regular, com rotina e alimentos frescos e caseiros durante 80% do tempo e, nos outros 20%, ter uma alimentação ocasional, influenciada pelo grupo social. O bom desse modelo é que dá liberdade e ajuda a relaxar, em vez de levar à culpa por qualquer desvio da dieta. Ser flexível é humano e muito mais saudável.

O CERTO É COMER DE TRÊS EM TRÊS HORAS?

Há muito tempo lemos e escutamos que precisamos comer em intervalos regulares de três horas para, entre outras coisas, manter o metabolismo sempre acelerado e, assim, evitar o ganho de peso e a destruição de massa muscular. Será que existe algum benefício em seguir horários tão rigorosos para comer? Não existe comprovação de que esse hábito tenha efeito na saúde, no bem-estar ou no controle do peso. Ao contrário, sabemos que comer sem fome pode fazer engordar.

Por exemplo, se você levanta cedo e toma um café da manhã reforçado, provavelmente não vai sentir fome dali a três horas. Se mesmo assim você se obrigar a comer alguma coisa, pode acabar estragando a sua fome no horário do almoço e, provavelmente, nas demais refeições até a noite. O almoço é considerado um pilar do nosso dia, uma refeição importante para obter energia para funcionar na parte da tarde. A fome do almoço é importante para nos nutrirmos. E você concorda que é muito mais gostoso comer com fome do que sem fome, não é? Se almoçar sem fome, você provavelmente comerá menos, e isso pode ter uma consequência sobre sua fome da tarde, que pode vir mais forte no final da tarde e deixar você com mais sensação de perda de controle, juntando com a fome emocional.

Por outro lado, dependendo de como foi seu café da manhã, pode ser que você volte a sentir fome dali a menos de três horas. O que fazer, então? Ignorar o sinal do corpo, deixar o estômago roncando? Não! O mais adequado é respeitar sua fome. Afinal, não adianta chegar faminto a essa refeição tão importante do dia, pois isso pode levar a exageros. Vale avaliar quando vai ser o almoço e se dá para esperar. Se ainda tem muito tempo antes de almoçar, vale a pena fazer um lanche da manhã. Isso é muito individual. A mesma pessoa também pode funcionar de modo diferente em dias diferentes. A obrigação de comer de três em três horas ou de fazer um lanche entre as refeições foi incentivada pelos profissionais e pela indústria. Desse jeito o Brasil se tornou o país dos lanches e petiscos (*snacking*), comendo o tempo todo. É provavelmente a coisa que eu mais ouço dos meus amigos franceses quando vêm morar no Brasil: "Nossa, estão comendo o tempo todo!" Comendo o quê? Barras de cereais, barras de proteínas, iogurtes com alta dose de proteína, shakes, bebidas energéticas... Isso não é comida, certo?

É importante ter uma rotina de alimentação, mas sem se obrigar a obedecer a horários rígidos. Não somos máquinas nem robôs para funcionar sempre do mesmo jeito. O perigo de ficar preso a esse tipo de regra é acabar se desconectando do corpo e dos sinais de fome e saciedade, fundamentais para um comer equilibrado.

Em algumas situações é normal estipular horários em que as refeições devem ser feitas, como no caso de doenças e no acompanhamento do diabetes, por exemplo, mas mesmo assim a regra é ter flexibilidade. Para quem não apresenta nenhum problema de saúde que exija restrições ou controle da alimentação, o mais interessante é tentar seguir uma rotina regular. Pode apostar que era assim que os nossos avôs e avós se alimentavam, com quatro refeições diárias – café da manhã, almoço, lanche da tarde e jantar –, sem excessos, sem passar fome e sem precisar colocar o alarme para tocar a cada três horas! Tinham uma vida mais regrada e com rotina do que temos hoje, tinham horários estabelecidos e não viviam se vigiando para não deixar passar o horário do almoço ou do jantar.

Lembre-se: o dono da sua fome é você, não o relógio.

JEJUM INTERMITENTE EMAGRECE?

Muitos se empolgaram com a ideia do jejum intermitente como a "nova dieta da moda" para emagrecer. Essa prática sempre foi presente em várias culturas e religiões. Por aqui, o jejum terapêutico está sendo estudado há décadas e com certeza trouxe informações importantes do ponto de vista científico. Há cada vez mais dados interessantes sobre os efeitos positivos de um jejum intermitente, mas temos que ter cautela na hora de colocá-lo em prática em casa, pois muitas vezes os estudos são feitos em laboratório, em condições controladas e com ratos em gaiolas. Muitos se apoiam na pesquisa do biólogo japonês Yoshinori Ohsumi, que ganhou o Prêmio Nobel de Medicina em 2016 e fez descobertas importantes sobre a autofagia, mecanismo pelo qual células digerem partes de si mesmas durante um jejum prolongado. Mas esse estudo foi feito em leveduras. O tema da pesquisa é interessante, mas temos que ter cautela quando se fala em aplicar os resultados em seres humanos, não é?

É importante prestar atenção no que chamamos de jejum intermitente. Existe uma grande confusão, pois são muitos tipos: da restrição de horários para comer durante o dia até a total suspensão da alimentação durante alguns dias! Cuidado com as informações que você recebe.

Existe muita confusão também ao interpretar os estudos, já que alguns confundem *"time-restricted eating"* (comer com horários restritos) com jejuns intermitentes. Confusão de nome, confusão de interpretação. Estamos vivendo o momento do terrorismo nutricional e das dietas da moda.

A alimentação com horário restrito pode ser benéfica para pacientes desregulados, mas isso não deveria ser chamado de jejum intermitente, e sim de *rotina*.

No consultório, recebo os pacientes e pratico uma escuta ativa e neutra. Muitos tiveram piora do comportamento alimentar fazendo jejuns em que passam fome e ficam estressados, com sintomas de compulsões alimentares e até bulimia nervosa, usando o jejum como método purgativo. Por exemplo, atendi uma paciente que disse tomar remédio para dormir nos períodos de jejum, para não pensar nem correr o risco de avançar na comida!

Uma vez um paciente jovem me procurou porque queria emagrecer e estar em paz com a comida. Escutando-o, descobri que ele tinha aderido recentemente ao jejum intermitente e conseguido melhorar seu comportamento alimentar compulsivo. A permissão de comer tudo, mas somente em horários combinados, ajudou-o a evitar os episódios de compulsão. Ainda assim, ele estava triste porque comia em grande quantidade e muito rápido quando tinha essa permissão. Mesmo que eu não seja a favor de fazer jejum intermitente quando se busca fazer as pazes com a comida (ainda menos quando se tem predisposição a transtorno de compulsão), deixei o paciente continuar praticando o jejum nos horários que já fazia porque estava sendo benéfico para ele, e trabalhamos para melhorar sua relação com a comida para que ele conseguisse tranquilizar o apetite. Cada caso é um caso. Este é um dos únicos em que notei benefícios do jejum em relação à busca de um peso saudável.

Ficar sem comer pode parecer o caminho mais óbvio para emagrecer, e é por isso que muitas pessoas ficam atraídas pela ideia do jejum intermitente. Vários dos meus pacientes me perguntam a respeito: querem saber qual é o melhor protocolo, quantas horas é indicado ficar sem comer, quantos quilos é possível perder, se há desvantagens em adotar o jejum. O jejum intermitente é mais um tipo de dieta baseado em restrição e sacrifício. E eu não recomendo a ninguém passar fome para alcançar o objetivo de perda de peso.

De acordo com uma pesquisa[9] que observou durante seis anos os melhores preditores de perda de peso, reduzir a frequência e o tamanho das refeições foi mais impactante do que reduzir o tempo entre a primeira e a última refeição. Na conclusão, os pesquisadores não apoiaram o uso do jejum intermitente como estratégia para perda de peso a longo prazo. Outro estudo mencionou que poderia ser interessante em casos de diabetes tipo 2.[10]

De alguma forma, a maioria das pessoas já faz jejum se janta por volta das 19 horas e só volta a comer de novo no café da manhã, às 9 horas. Isso é um jejum de 14 horas ou o que eu chamo de comer normal? Então não vamos achar que o modismo do jejum intermitente é a reinvenção da roda. Nosso corpo está adaptado para ficar algumas horas sem comida e isso é comprovadamente benéfico.

O papel da alimentação noturna nos distúrbios metabólicos é bem estabelecido, destacando a importância do horário das refeições para a saúde. Não há evidências disponíveis sobre o papel do horário das refeições na longevidade, mas um estudo[11] transversal analisou o horário das refeições e os hábitos alimentares de nonagenários e centenários da região de Abruzzo, na Itália. Os resultados mostraram que um jantar precoce (às 19h13) e um intervalo de restrição foram associados a uma maior expectativa de vida, assim como ser fisicamente ativo ao longo de toda a vida, a alta frequência de consumo de cereais, verduras, frutas e legumes, a ingestão reduzida de carne, carne processada e ovos e o consumo praticamente insignificante de doces.

Não entrarei no mérito de qual intervalo seria mais eficiente ou menos prejudicial porque, de novo, essa simplesmente não é uma prática que indico. O que eu defendo para chegar a um peso saudável é a reavaliação de hábitos alimentares, do comportamento e da relação com a comida, sem sofrer nem agredir o corpo com atitudes radicais.

É preciso ter senso crítico para filtrar o que lemos e ouvimos de quem experimentou ou segue uma rotina de jejum intermitente. Normalmente as histórias divulgadas focam nas impressões positivas e nos resultados rápidos de emagrecimento, mas pouco contam sobre o processo e o que pode acontecer a longo prazo.

Cada pessoa é única, e não é porque alguém que você conhece se identificou com esse tipo de alimentação que seu corpo também vai se acostumar com tantas horas de privação.

No entanto, muitos profissionais da saúde recomendam o jejum intermitente mesmo sabendo que o paciente tem predisposição para compulsão alimentar. É um perigo, pois a privação pode se tornar um gatilho. É o caso de uma paciente que atendi com um quadro grave de compulsão alimentar. Antes, ela havia se consultado com um nutrólogo que, além de recomendar um jejum intermitente de 48 horas sem comer, indicou que ela bebesse somente água ou café quando fosse a uma festa! Como alguém pode chegar a dar esse tipo de indicação? Cadê as evidências científicas?

Mas, afinal, o que a ciência diz sobre o jejum intermitente?

Existem vários estudos sobre o tema, mas nenhum consenso sobre a prática ser benéfica para perder peso ou melhorar aspectos de saúde em seres humanos. Nem mesmo as meta-análises, que comparam os achados de várias pesquisas científicas, confirmaram que esse tipo de dieta traga benefícios em termos de perda de peso.

Não dá, portanto, para interpretar as descobertas da ciência até aqui como sinal de que vale a pena fazer jejum intermitente. Nosso dia a dia é muito diferente do ambiente controlado em que os testes com animais são realizados. Temos vida social, e ela pode ficar muito prejudicada quando escolhemos seguir um padrão de alimentação com tantas limitações. Vejo muitas pessoas que deixam de sair com os amigos e ir a festas porque não poderão comer nada naquele intervalo de tempo. Isso é saudável?

TAMBÉM É MITO

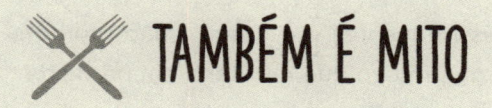

Beber água com limão em jejum emagrece?

Basta uma busca rápida na internet para encontrar uma porção de supostos benefícios de tomar água com limão em jejum, sendo que o principal é emagrecer. Já vi muitos médicos e nutricionistas defendendo essa ideia.

Está correto dizer que essa combinação pode fazer bem à saúde e está associada a uma potencial melhora da imunidade, afinal a água é essencial para o funcionamento do organismo e o limão é fonte de vitamina C e antioxidantes.

Mas não há qualquer evidência científica de que a bebida, em jejum ou não, funcione para promover a perda de peso. Não me canso de repetir: não existe alimento que emagrece ou engorda. Obrigar-se a beber isso todos os dias pode provocar desconfortos como irritações do esôfago e, para alguns, riscos de desenvolver gastrite.

O ser humano é muito criativo para vender milagres e trazer dicas para quem está no sofrimento de querer emagrecer. A alegação mais comum para justificar o poder emagrecedor da água com limão é a de que a fruta contém pectina, um tipo de fibra que contribui para aumentar a saciedade e fazer com que você coma menos. Isso pode parecer lógico, mas não comprova nenhum efeito no peso – que é muito mais complexo que isso. Além disso, a pectina se concentra principalmente na casca do limão, e não no suco, ou seja, a quantidade ingerida seria irrelevante para levar à perda de peso. Se a intenção é aumentar o consumo de fibras, minha sugestão é comer uma maçã com casca, uma laranja com bagaço ou um cacho de uvas. Variar sempre é interessante.

Outras explicações frequentes são que o limão promoveria um detox do organismo, o que resultaria em perda de peso, e até que teria a capacidade de "quebrar" a gordura corporal. Nada disso faz sentido. Nenhum suco ou dieta com a fama de "limpar" o organismo deve ser levado a sério. O corpo tem os próprios mecanismos de desintoxicação, que envolvem principalmente o fígado. Tampouco há comprovação de que qualquer substância presente no limão atue sobre as células de gordura do corpo. Por isso não adianta mandar ver aquele copo de água com limão ao acordar depois de um dia ou uma noite de excessos alimentares. O melhor a fazer é seguir a vida, comendo com consciência e respeitando sua fome e saciedade.

Contanto que não se iluda com promessas de perda de peso, pode continuar tomando sua água com limão pela manhã, se gostar: é uma ótima maneira de manter o corpo hidratado e pode fazer bem à saúde.

EMAGRECER RESOLVE A OBESIDADE?

A obesidade é definida pela OMS como um acúmulo anormal ou excessivo de gordura que representa um risco para a saúde. No final dos anos 1990, foram estabelecidos critérios baseados no peso e na altura – o cálculo do IMC (índice de massa corporal) – para avaliar a obesidade, sendo que o índice acima de 25 kg/m² passou a ser considerado sobrepeso e o acima de 30 kg/m², obesidade. Essa avaliação por meio do IMC criou um foco simplificado no peso, como se bastasse reduzi-lo para a pessoa sair da obesidade. Acontece que o tratamento da obesidade e a perda de peso não são a mesma coisa. Hoje o IMC está sendo questionado como critério de avaliação da obesidade.

A International Obesity Collaborative[12] (IOC) elaborou, em outubro de 2023, um consenso para melhorar o acesso aos cuidados com a obesidade e diminuir o estigma e o preconceito enfrentados pelas pessoas que vivem com ela. O foco desse cuidado deve ser na saúde e no bem-estar das pessoas, não somente no peso. O peso não define saúde; é um sintoma, não a causa da obesidade.

O que fez a pessoa ganhar peso? Sabemos que muitos fatores estão envolvidos nesse quadro, não só comer mais e se exercitar menos. Incentivar a perda de peso é tratar o sintoma, não a causa da condição. É como querer baixar a febre sem tratar a doença que a está provocando. O reganho de peso pode amplificar a causa não resolvida e colocar a pessoa em uma situação ainda pior, porque então ela não tem somente mais peso: pode haver alterações metabólicas, mais inflamação do tecido adiposo e desregulação do comportamento. O estímulo a emagrecer pode provocar uma tempestade perfeita para o indivíduo se afundar mais na obesidade.

Até hoje não existem tratamentos padrão-ouro para a obesidade, que é uma condição crônica. Todas as estratégias que vêm sendo empregadas têm efeitos indesejáveis e mais atrapalham do que ajudam. O tratamento baseado em emagrecimento, dieta, remédios e cirurgia cria um contexto perfeito para levar a mais obesidade, pois lança as pessoas no efeito sanfona e aumenta o risco de alterações metabólicas e de doenças crônicas, além de prejudicar o comportamento alimentar e a saúde mental. Não à toa os números da obesidade estão aumentando em todo o mundo, e nos últimos 35 anos nenhum país conseguiu diminuir o número de casos em sua população. Mais do que isso, vivemos uma epidemia silenciosa de transtornos alimentares, cujos números dobraram nos últimos 10 anos no mundo.[13]

A obesidade não é uma questão de descuido, falta de disciplina ou força de vontade, e sim uma armadilha fisiológica e comportamental.

É uma condição evitável, mas que, uma vez instalada, é difícil de tratar.[14] Focar o tratamento em emagrecer faz com que toda a responsabilidade pelo sucesso recaia no paciente. É verdade que muitos indicadores de saúde melhoram depois de uma perda de peso, mas os dados são bem claros ao mostrar que, após a "lua de mel", a condição crônica volta com mais alterações no corpo e no comportamento. Incentivar a emagrecer, como se bastasse "fechar a boca e malhar" ou ter "foco, força e fé", não somente é insustentável como contraproducente, com altas taxas de reganho de peso, risco de alterações metabólicas e obsessão pela comida, principalmente pelos alimentos "proibidos". A restrição é o principal gatilho para o comer emocional. No longo prazo, pode haver piora na saúde física e mental, com risco de desenvolvimento de um comer transtornado e até um transtorno alimentar. Ninguém é mais a mesma pessoa após fazer dieta, tomar remédios ou fazer cirurgia, pois perde-se interocepção, consciência alimentar, autonomia e autoeficácia. E esse fracasso alimenta uma indústria escandalosamente lucrativa.

O caminho para tratar a obesidade passa por fazer mudanças no comportamento e no estilo de vida que vão resultar em ganho de saúde. No processo, o paciente se beneficia desenvolvendo autonomia, empoderando-se com autoconhecimento e motivando-se com compaixão. A perda de peso será consequência.

Muitos indicadores de saúde como pressão arterial, sensibilidade à insulina e níveis sanguíneos de colesterol podem ser melhorados com mudanças comportamentais e no estilo de vida, independentemente de haver ou não redução no peso corporal. Uma intervenção com mulheres com obesidade, em que meu livro *O peso das dietas* foi usado como leitura de apoio, mostrou de maneira clara que é possível ganhar saúde sem focar no peso e sem fazer dietas.[15] Fiquei muito lisonjeada.

É preciso tratar o paciente com respeito e empatia, mostrando que é possível ser saudável mesmo sem perda de peso. Em 2020,[16] o Canadá mudou sua diretriz de tratamento da obesidade e, de maneira pioneira, passou a argumentar que a condição não deve ser avaliada pelo peso ou o IMC, e sim pela saúde. Também foi determinado que, na primeira consulta, o profissional deve pedir permissão ao paciente para falar sobre o peso dele. Quantos não são tratados como gado e sofrem humilhação ao ter que subir na balança e ser julgados em função da performance de perda de peso, e não na saúde?

O papel do profissional da saúde é orientar o paciente a buscar uma alimentação melhor, com ciência e consciência, sem fazer terrorismo nem propagar mitos, incentivando-o a comer com mais qualidade e variedade, honrando a fome e percebendo os sinais internos de saciedade, com prazer e sem culpa. Ele também deve estimular a adoção de hábitos saudáveis como praticar atividade física, cuidar do sono, não fumar, consumir álcool em moderação e melhorar a gestão do estresse. O profissional deve tratar a pessoa com obesidade com neutralidade em relação ao corpo e de maneira inclusiva, isto é, como qualquer paciente, independentemente do seu tamanho, com escuta ativa e apoio.

Quanto aos remédios para emagrecer, até hoje apresentam efeitos secundários importantes, além de pararem de funcionar em pouco tempo. Afinal, o corpo é inteligente e se adapta ao remédio. As cirurgias bariátricas também têm desvantagens, já que em muitos casos provocam uma perda espetacular de peso, mas com reganho frequente. E sabe de uma coisa muito cruel que acontece com o paciente bariátrico? Depois de passar pela cirurgia, o médico vira para ele e diz: "Agora é sua responsabilidade não voltar a engordar." Como assim?

As novas drogas antiobesidade – chamadas assim para não dizer que são remédios para emagrecer – não escapam disso, apesar de terem melhor aceitação e promover perda de peso por mais tempo (até agora está descrito que parece ocorrer uma parada no emagrecimento após cerca de dezoito meses de uso). São medicamentos bastante eficazes para tratamento de diabetes e, depois de observada uma perda de peso surpreendente como uma de suas consequências, viraram uma febre como alternativa para perda de peso rápida e surpreendente. Qual é o problema? Em primeiro lugar, foram desenvolvidos para diabetes, e não para obesidade. Eles atuam como análogos às incretinas, que são hormônios do intestino que estimulam a produção de insulina no pâncreas e enganam o cérebro mandando sinais de saciedade, retardando a digestão e o fluxo do intestino. Como são recentes, ainda é cedo para avaliar seus efeitos secundários a longo prazo. Mas o cenário é preocupante e deveria nos deixar cautelosos, pois essa "folia" de querer emagrecer com injetáveis não é saudável. Ainda mais em crianças!

O estudo que levou a Anvisa a liberar, em setembro de 2023, o remédio para crianças a partir de 12 anos foi realizado e financiado pela própria indústria que o produz. Ou seja, há conflito de interesses e falta de transparência, o que por si só já deveria convidar a própria agência reguladora a ter cautela. Seguiremos observando a situação, que é o que sempre deve ser feito antes de julgar e se posicionar contra ou a favor. Enquanto isso, estou observando e me preparando para futuramente ajudar muitos que hoje fazem uso indiscriminado dessas medicações. Afinal, quando pararem, a tendência é de reganho de peso e risco de desenvolver alterações no comportamento alimentar, com necessidade de terapia nutricional para um reajuste. E seguirei em minha trajetória com meu *Manifesto para um Novo Olhar sobre Obesidade*.[17]

EXISTEM DIETAS RESTRITIVAS QUE AJUDAM NO TRATAMENTO DE DOENÇAS?

Já vimos anteriormente que por muito tempo se acreditou que era necessário cortar radicalmente o consumo de todos os tipos de açúcares e carboidratos no tratamento de diabetes, orientação que mudou com as atualizações na ciência. Hoje a Sociedade Brasileira de Diabetes incentiva os pacientes a terem um comer equilibrado e saudável, com permissão até para um pouco de açúcar e sem recomendação do uso de adoçantes. O mais importante é que o paciente seja protagonista da própria saúde e aprenda a manejar as flutuações de glicemia e insulina. A ingestão de carboidratos, se for feita de maneira flexível (não com uma dieta restritiva), está associada a resultados incríveis.

E não é só com o diabetes: impor qualquer tipo de dieta restritiva como tratamento para doenças pode ser pior do que a própria doença.

É claro que em alguns casos, como nas alergias alimentares, há obrigação de restrição quando determinado alimento causa problemas de saúde. Também vimos que na fenilcetonúria, doença identificada por meio de teste genético, limitar a ingestão de proteínas contribui para um prognóstico melhor. No entanto, de modo geral, poucas doenças exigem restrições de alimentos como parte do tratamento. O mais importante, sobretudo quando se trata de condições crônicas, é buscar melhora no padrão alimentar, mudanças no estilo de vida e educação terapêutica sobre a doença para saber manejá-la melhor e se reconectar com o corpo.

Outras restrições desnecessárias que muitos fazem, mas que podem ser mais prejudiciais do que benéficas, são da lactose (em casos de intolerância) e do glúten (quando há sensibilidade). Orientar o corte de todas as gorduras e do sal da alimentação nos quadros de doenças cardiovasculares também não é considerado uma conduta atualizada. Nesses casos, o risco é o paciente perder qualidade de vida, pois perde prazer em comer. Quem estuda nutrição é o nutricionista, não o cardiologista! O ideal seria que os dois profissionais trabalhassem alinhados no cuidado com o paciente, mas isso nem sempre é possível. Com isso, o médico acaba passando recomendações de alimentação que nem sempre são adequadas para todos.

No manejo das doenças renais, por exemplo, os próprios cursos de nutrição ensinam que tirar proteínas da alimentação, mesmo as de origem vegetal, como feijões e outras leguminosas, é uma regra para evitar a sobrecarga dos rins. Mas hoje, com as atualizações da ciência, vemos que cada caso é único em função do grau de severidade da doença, e o mais correto é buscar orientação profissional individualizada. A principal recomendação nutricional para a doença renal é uma alimentação saudável como um todo, rica em alimentos de origem vegetal e com consumo reduzido de carnes vermelhas e produtos ultraprocessados.

Condutas restritivas hoje são vistas como abusivas, desnecessárias e até prejudiciais à saúde. Antes de entrar em pânico com um diagnóstico, fique esperto e consulte especialistas atualizados, que estudam o assunto, não o doutor Google ou o blogueiro com milhares de seguidores (mesmo que ele seja profissional da saúde).

TAMBÉM É MITO

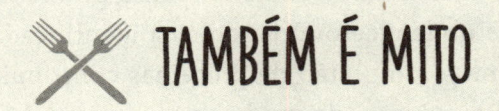

Colesterol alto no exame de sangue pede uma dieta restrita?

Você sabe o que é colesterol? Muita gente acha que é uma doença ou algo negativo para o organismo, mas trata-se de um tipo de gordura produzida pelo fígado, que está presente na corrente sanguínea e faz parte da estrutura de todas as nossas células. O corpo usa o colesterol como ponto de partida para produzir hormônios, como estrogênio, progesterona, testosterona e até vitamina D. É o próprio corpo que o produz, e apenas uma pequena parte (alguns avaliam entre 15% e 20%) do colesterol que circula em nosso sistema vem dos alimentos.

Durante muito tempo a orientação para uma pessoa que tem níveis altos dessa gordura no sangue era cortar todas as fontes alimentares de colesterol. Hoje sabemos que isso era uma restrição muito infeliz, inútil e provavelmente prejudicial à saúde das pessoas. Como vimos no capítulo anterior, o ovo, ao contrário da crença popular, não aumenta o colesterol no sangue nem o risco de doenças cardíacas. Na verdade, pode até nos proteger contra elas.[18]

Meu querido avô, com mais de 80 anos, teve diagnóstico de colesterol alto. De repente, minha avó, seguindo à risca as orientações médicas, tirou tudo que ele gostava de comer: ovo, queijo, leite, manteiga, frutos do mar... Foi uma mudança difícil para os dois, mas minha avó queria o bem dele. Quanto sofrimento desnecessário! Especialmente no fim da vida, privar a pessoa do prazer de comer. O que me deixa feliz ao lembrar disso é que ele comia escondido, com a bênção de todos nós.

Mesmo que há um século tenhamos recebido a informação de que para diminuir o colesterol no sangue é necessário reduzir o colesterol alimentar, a maioria dos estudos observacionais não fornece evidências convincentes do impacto de sua ingestão no nível sanguíneo de colesterol e no risco de doença cardiovascular.

O consenso atual é de que, quando se avalia o colesterol sanguíneo, é importante olhar três tipos de resultados: o HDL (*high density lipoprotein*, ou lipoproteínas de alta densidade), o LDL (*low density lipoprotein*, ou lipoproteínas de baixa densidade) e os triglicerídeos. O HDL é considerado o do tipo "bom" porque tem a função de retirar o excesso de colesterol do corpo e levá-lo até o fígado, que o metaboliza e elimina. Já o LDL faz o contrário: transporta o colesterol para os tecidos e, com isso, pode favorecer o acúmulo de placas de gordura nas artérias.

De novo temos a dicotomia do bom e do ruim. Mas isso não quer dizer que precisemos zerar o colesterol "ruim" e tentar ter somente o "bom", pois o que vale é manter os dois em níveis balanceados seguindo um estilo de vida saudável. Não podemos querer controlar o corpo da forma como vendem os perfis de dieta: "Corte tal coisa e emagreça tantos quilos!" ou "Corte a gordura e melhore seus níveis de colesterol!". Nossa saúde é muito mais complexa do que isso e depende de diversos fatores. Mas é inegável que hábitos saudáveis podem contribuir para o equilíbrio entre o colesterol bom e o ruim.

Em 2005, um estudo[19] mostrou que há pouca relação entre a quantidade de colesterol que uma pessoa consome e seus níveis no sangue e que a associação entre o consumo de colesterol e o risco cardiovascular é fraca. Isso é consistente com a constatação de que um aumento na ingestão de colesterol na alimentação resulta em um aumento mínimo no colesterol sanguíneo total. Provavelmente existe uma capacidade individual de adaptação a níveis mais altos de ingestão de colesterol, como existem também perfis genéticos com alta produção interna de colesterol.

Em um outro estudo[20] com base na revisão da literatura sobre dados epidemiológicos, meta-análises e intervenções clínicas, foi confirmado que o impacto do colesterol alimentar é muito fraco, pois não há uma correlação direta entre sua ingestão e seus níveis no sangue. Essa falta de correlação se deve principalmente aos mecanismos compensatórios do organismo diante de um excesso de colesterol na alimentação, incluindo a diminuição de sua absorção e a regulação negativa de sua síntese.

O que está sendo incentivado hoje é buscar acrescentar alimentos que podem ajudar a reduzir o colesterol LDL. Uma revisão sistemática muito elegante mostrou, com muitas evidências, que os alimentos ricos em ácidos graxos insaturados e pobres em ácidos graxos saturados e trans, além dos ricos em fibras solúveis, levaram a reduções moderadas no colesterol LDL. O café causou aumento de moderado a grande. Proteína de soja, tomates, sementes de linhaça e amêndoas causaram pequenas reduções. Com evidência moderada, o abacate e a cúrcuma causaram reduções moderadas a grandes. Leguminosas, avelãs, nozes, alimentos ricos em fibras/grãos integrais e chá verde provocaram reduções pequenas a moderadas, enquanto o açúcar levou a um pequeno aumento. Outros alimentos identificados foram neutros ou tiveram evidência baixa ou muito baixa com relação aos seus efeitos no colesterol.

Quanto à alimentação para quem está apresentando altas taxas de colesterol sanguíneo, o mais importante é garantir qualidade, diversidade e equilíbrio, priorizando alimentos *in natura* e sem medo de comer gorduras.

Existem alimentos que podem provocar ou curar o câncer?

Quando se trata de mitos envolvendo alimentos capazes de causar ou prevenir doenças, geralmente o câncer está no centro das atenções. Circulam por aí boatos absurdos sobre restrições alimentares e alimentos milagrosos para quem tem um diagnóstico ou está em tratamento de câncer.[21] É uma crueldade em um momento de tanta dúvida e tanto desespero. Vemos muitos pacientes cortando alimentos sem orientação de um profissional e piorando seu estado nutricional, o que pode não somente prejudicar a saúde de modo geral, mas a imunidade e a recuperação.

Escutamos de tudo: "Carboidratos brancos (pão, farinha de trigo, açúcar, arroz, etc.) alimentam o tumor!", "Cortar carboidratos ajuda no tratamento do câncer.", "A quimioterapia não vai funcionar se você comer carboidratos!", "Proteínas de origem animal (carne vermelha, ovos e queijos) fazem o tumor crescer.", "Cogumelo do sol, noni, graviola, chá de graviola e chá verde (dentre outros alimentos) curam o câncer!", "É bom cortar o leite porque é cancerígeno!".

Existe, ainda, a ideia de que o açúcar pode "alimentar" diretamente o crescimento das células cancerosas e prejudicar o tratamento da doença, mas isso não passa de mais um mito. Acreditar nisso pode levar algumas pessoas com câncer a evitar todos os tipos de açúcares, inclusive o das frutas, o que não é benéfico. A recomendação é manter o consumo regular de frutas e reduzir o de açúcares – a mesma orientação padrão de alimentação saudável.

É claro que as escolhas alimentares são muito importantes para a saúde, e mais ainda para quem está em um tratamento de câncer, porém até hoje nunca foi comprovado cientificamente que algum alimento seja capaz de curar ou provocar a doença. O câncer é complexo e cada caso pode ser considerado único.

O que sabemos, afinal? Há evidências claras de que uma alimentação rica em alimentos de origem vegetal, como frutas, legumes, verduras, cereais integrais, feijões e outras leguminosas, sem excesso de gorduras, carnes vermelhas e alimentos ultraprocessados, ajuda na prevenção e no tratamento do câncer. O tipo de alimento que foi mais associado a câncer são os embutidos (que são produtos ultraprocessados), que podem aumentar o risco de câncer de intestino.[22]

Uma alimentação inadequada é classificada como a segunda maior causa de câncer que pode ser prevenida – após o cigarro – e é apontada pelo INCA (Instituto Nacional do Câncer) como responsável por cerca de 20% dos casos de câncer no país. De acordo com a instituição, um em cada três casos poderia ser evitado com a adoção de uma alimentação saudável, controle de peso e prática de atividade física.

O consumo de açúcar não causa câncer. Isso vale para todos os tipos de açúcares, inclusive o refinado. O excesso de açúcar em nossa alimentação pode dificultar a manutenção de um peso saudável, e o excesso de peso ou a obesidade, por sua vez, foram associados a um aumento do risco de vários tipos de câncer. Mas não existe relação direta entre comer açúcar e desenvolver câncer.

Muitos pacientes com câncer tentam seguir "dietas anticâncer". Um estudo[23] analisou várias dietas contra o câncer: com vegetais e frutas crus, dieta alcalina, macrobiótica, vegana, regime de Gerson ou Budwig, jejum, dieta *low carb*, cetogênica, entre outras. Não foram encontradas evidências clínicas que apoiassem nenhuma das dietas, mas foram descritos relatos de que algumas dessas dietas teriam causado danos. A conclusão do estudo foi que, considerando a falta de evidências dos benefícios das dietas contra câncer e os possíveis danos causados pela desnutrição e o estresse, os oncologistas devem alertar e aconselhar pacientes com câncer sobre o potencial prejuízo dessas dietas.

Quais são as recomendações, então? O Fundo Mundial para Pesquisa do Câncer (WCRF) e o Instituto Americano para Pesquisa do Câncer (AICR) avaliaram evidências da relação entre fatores nutricionais e risco de desenvolver câncer.[24] Foram estabelecidas 10 recomendações que podem ajudar a prevenir o desenvolvimento do câncer:

1. Ser fisicamente ativo.
2. Ter uma alimentação rica em grãos integrais, vegetais, frutas e leguminosas.
3. Reduzir o consumo de fast-food e alimentos processados ricos em gorduras, amido e açúcares.
4. Reduzir o consumo de carnes vermelhas *in natura* ou processadas.
5. Diminuir o consumo de bebidas açucaradas.

6. Reduzir o consumo de bebidas alcoólicas.
7. Não utilizar suplementos para prevenção de câncer.
8. Para as mães: se possível, amamentar seu bebê.
9. Manter um peso saudável.
10. Se for diagnosticado(a) com câncer: seguir as recomendações acima.

Na dúvida, procurar um profissional atualizado é o melhor que se pode fazer. Para reduzir o risco da doença, o caminho é se cuidar mantendo um peso saudável e seguindo uma alimentação balanceada.

A MULHER PRECISA ESTAR MAGRA PARA ENGRAVIDAR COM SAÚDE?

Fico cada dia mais assustada com o terrorismo em cima de mulheres gordas que estão considerando engravidar, pois parece que todo mundo, inclusive os médicos ginecologistas, se acha no direito de palpitar sobre o que elas devem fazer – quase sempre mandando emagrecer –, quando o que elas mais precisam em um momento como esse é de acolhimento e respeito.

Incentivar uma mulher a emagrecer, mesmo que de forma bem-intencionada, pode acabar com o equilíbrio dela. É verdade que alguns estudos mostram aumento de risco para a mãe e o filho quando a mulher está com sobrepeso ou obesidade antes de ficar grávida e também quando tem um ganho importante de peso durante a gestação. No entanto, fazer terrorismo em torno do peso nesse momento pode mais prejudicar do que ajudar.

Tive uma paciente que chegou ao consultório desesperada: ela queria um segundo filho, mas o ginecologista não autorizava antes de ela perder 5 quilos. Como assim? Desde quando é o médico que manda nisso? E por que 5 quilos? A mulher tentava emagrecer havia dois anos, sem sucesso, e não queria esperar mais. Ela contou que, na primeira gestação, o médico fez até bullying com ela quando a viu na sala de espera no quinto mês: "Nossa! Como engordou! Não quero nem te ver." Obedecendo ao ginecologista, ela tinha feito uma dieta para emagrecer e perdido 10 quilos antes de engravidar. Depois ganhou 25 quilos durante a primeira gestação! Essa experiência a deixou traumatizada e morrendo de vergonha, com medo de engordar tudo de novo.

Expliquei que não era bem assim, ela não tinha que perder 5 quilos para a gravidez ser mais saudável, e que o mais importante era engravidar em paz com a comida. Estando em paz e comendo melhor, ela teria um "ninho" mais saudável para o bebê e uma gestação mais tranquila, com ganho de peso mais adequado. O que conta mais não é tanto o peso antes de ficar grávida, e sim não ganhar muito peso ao longo dos nove meses. E fazer dieta antes de engravidar poderia fazê-la ganhar muito mais peso durante a gravidez. A paciente confessou que foi exatamente o que aconteceu em sua primeira gestação.

Focando no comportamento (ela tinha muito comer emocional) e ajudando minha paciente a comer melhor, se conectar com o corpo e saber responder à pergunta "Estou com fome de quê?", ela não só engravidou como teve uma gestação mais tranquila do que a primeira, inclusive com ganho de peso adequado porque estava mais em paz com a comida. Ela entendeu que o médico estava fazendo terrorismo com ela. Contou que, quando chegou no terceiro trimestre, ouviu do profissional: "Agora que o bebê vai crescer bastante, não quero ver você engordar!" Como assim? Ganho de peso na gravidez não é "engordar". Quanta confusão.

Existe mesmo uma vigilância pesada sobre o corpo e o peso das mulheres. Muitas que querem ou precisam passar por uma cirurgia, seja estética, como para redução mamária, ou bariátrica, contam que são incentivadas a emagrecer antes. Nem sempre é o caso, mas isso é quase colocado como uma regra para muitos profissionais. Já atendi casos de mulheres jovens com transtornos alimentares que surgiram após a intenção de emagrecer antes de uma cirurgia a pedido do médico. Cada caso deve ser analisado individualmente. Vamos deixar as mulheres e seus corpos em paz!

TAMBÉM É MITO

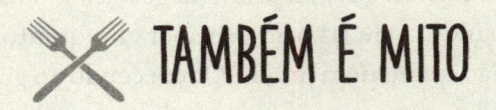

Na gravidez a mulher precisa comer por dois?

Durante a gravidez a fome pode oscilar – às vezes sumir por causa dos enjoos e outras vezes ficar exacerbada, especialmente no segundo ou terceiro trimestre. É natural sentir mais fome durante a gestação, o que acontece por causa das alterações hormonais pelas quais a mulher passa. Nesse período, é importante estar conectada com o próprio corpo para saber diferenciar a fome física da fome psicológica. Também é verdade que as necessidades nutricionais da gestante aumentam nessa fase, para sustentar o crescimento e o desenvolvimento do feto, principalmente se ela tem uma vida ativa, com uma rotina de trabalho e de atividade física. Mas nada disso deve servir de pretexto para consumir o dobro da quantidade de comida!

Ao mesmo tempo que muitas mulheres pensam que está liberado comer por dois, outras pensam em fazer restrições durante a gestação, com medo de engordar ou causar algum dano ao bebê por comer demais. Isso está errado. A falta de uma nutrição adequada e suficiente pode deixar a mulher sem energia quando ela mais precisa, além de representar problemas para o desenvolvimento do bebê. Uma gravidez saudável passa necessariamente por uma alimentação variada e saborosa, de preferência com alimentos frescos e caseiros, rica em nutrientes, mas sem radicalismo ou estresse, respeitando cada fase do corpo.

Mais do que nunca, na gravidez é importante respeitar a sua fome: comer quando sentir necessidade e parar de comer quando estiver saciada e satisfeita. Esse é o segredo para o equilíbrio, até mesmo porque, quando ficar muito tempo sem comer, a grávida pode sentir mal-estar, enjoo ou até ter tonturas. Por outro lado, se comer demais, pode ter azia e dor de estômago. Nenhum desses sintomas é agradável quando se espera um bebê.

Estas são regras gerais, e é claro que nenhuma grávida ou gravidez é igual a outra: cada uma tem necessidades nutricionais únicas. Por isso é importante contar sempre com a ajuda de um profissional para acompanhar possíveis mudanças na alimentação durante os nove meses da gestação. Evite seguir dicas encontradas na internet ou em revistas. A alimentação nessa fase tão especial da vida não precisa ser um bicho de sete cabeças. Se você já tem hábitos alimentares saudáveis no dia a dia, o mais provável é que não precise mudar muita coisa. Em vez de comer por dois, vale mais a pena se preocupar em comer duas vezes melhor, isso sim! E se alguém sugerir dieta restritiva, fuja!

PAIS TÊM QUE CONTROLAR A FOME DOS FILHOS?

Muitos pais e mães hoje entram no consultório dos pediatras e levam bronca porque os filhos estão engordando e eles supostamente deveriam controlar o que as crianças comem. A culpa é colocada nos pais, como se fosse tarefa deles domar o apetite das crianças. Ninguém deveria controlar o corpo de ninguém! Claro que os pais têm tarefas e deveres, como, por exemplo, cuidar da qualidade da alimentação oferecida, da disciplina dos horários, do planejamento e da disponibilização de refeições regulares. Acompanhar, orientar e confiar têm que ser as atitudes dos pais também, não apenas controlar e restringir. Fazer isso não melhora a saúde dos pequenos, só piora. E pode acabar criando adultos desregulados e com mais risco de obesidade, diabetes e comer transtornado.

Os pediatras ficam obcecados com as curvas de crescimento e muitas vezes ignoram que o apetite das crianças pode oscilar enquanto estão crescendo. O primeiro ano de vida e a adolescência são os períodos em que crescem mais, portanto é natural que comam mais nessas fases. Deixe seu filho comer! É insuportável ver crianças passando fome na própria casa por causa da fiscalização permanente dos pais, e não porque não têm recursos.

Lembro-me de uma mãe, psicóloga, que entrou em contato comigo pedindo ajuda pois não conseguia controlar o filho de 12 anos. O pediatra havia feito terrorismo dizendo que, do jeito que o menino tinha engordado, poderia ter gordura no fígado, obesidade e diabetes. Disse que a mãe era responsável e não deveria deixar o filho repetir o prato porque ele precisava emagrecer. A casa tinha virado um campo de batalha ao redor da comida: o adolescente brigava de raiva e fome, comia escondido e não havia tranquilidade à mesa. A mãe estava sofrendo muito também, sem conseguir ser a mãe que queria ser. Ela procurou minha ajuda para a família voltar a viver e comer em paz.

O que o menino precisava fazer não era comer menos ou fazer dieta. Ele estava em pleno crescimento, com uma fome de leão, e a restrição só fez aumentar o apetite. Incentivei a mãe a respeitar as rotinas e ver como poderia ter uma rede de apoio para garantir refeições prontas nos horários adequados. Muitos dias, não havia nenhuma refeição pronta quando o filho chegava da escola com muita fome, então ele entrava na despensa e devorava tudo. O importante era deixá-lo nutrido, respeitando o ritmo dele com refeições em horários regulares e disciplina. Demorou alguns dias até o menino se acalmar e se sentir autorizado a comer. Afinal, na hora de comer ele é o dono da própria fome. O fato de deixá-lo se servir e repetir à vontade durante a refeição devolveu o clima de paz à família, e em algumas semanas o apetite do filho ficou mais tranquilo.

Quantas famílias estão vivendo o mesmo inferno? E a saúde mental de todos os membros é afetada. Por exemplo, um irmão mais novo pode ver a situação com medo e não querer engordar de jeito nenhum, desenvolvendo pavor de comer e até transtorno alimentar. Já pensou?

As famílias deveriam focar em nutrir melhor o filho, não em emagrecê-lo. Tentar organizar a alimentação em casa, sem impor controle nem fiscalizar o que as pessoas comem, cuidando para manter uma rotina e garantir comida variada, nutritiva, saborosa, fresca e caseira. O melhor presente que se pode dar a um filho é ajudá-lo a crescer em paz com a comida e o próprio corpo. É importante que os pais confiem no filho e no corpo do filho.

O CORPO PRECISA DE SUPLEMENTOS E AJUDA EXTERNA PARA FORTALECER A SAÚDE?

Vejo tanta falta de confiança na sabedoria do corpo e tanta desinformação que as pessoas estão perdendo a saúde tentando ser mais saudáveis.

De alguns anos para cá houve uma explosão na prescrição de suplementos alimentares com todo tipo de objetivo, de controlar o peso e melhorar o desempenho físico e cognitivo a aumentar a longevidade. Vejo pessoas trocando comida por suplementos e shakes em busca de uma solução imediata para questões que podem muito bem ser resolvidas com uma alimentação variada. É o caso, por exemplo, de jovens que tomam *whey protein* para ganhar músculos rapidamente, muitas vezes sem sequer ter uma rotina de exercícios e uma alimentação saudável! Ou de mulheres que usam suplemento de colágeno para melhorar a qualidade da pele, mas não se preocupam em comer melhor e beber água suficiente. Não existe mágica, e nenhuma fórmula vai trazer resultados positivos se o corpo não estiver, em primeiro lugar, bem nutrido.

Quando falo em suplementos alimentares, não me refiro somente aos esportivos, como *whey protein* ou creatina, mas também àqueles à base de vitaminas C e D, ômega-3, multivitamínicos, probióticos e muitos outros. São tidos como seguros porque contêm nutrientes e ingredientes supostamente "naturais", mas ninguém sabe como de fato foram criados e como agem no corpo, e menos ainda sobre o efeito de todos juntos e se pode haver interação entre eles. Esses produtos não são inofensivos, sobretudo quando utilizados por conta própria, sem necessidade real ou sem acompanhamento de um profissional da saúde.

Como regra geral, esses suplementos não apresentam benefícios significativos e comprovados para pessoas que já têm uma alimentação equilibrada. Também não há evidência de que aceleram a perda de peso ou funcionam para prevenir doenças ou ganhar longevidade.

Ouvi de um médico que, do jeito que vêm sendo usados, suplementos nutricionais só servem para fazer um xixi mais caro, já que tendem a ser eliminados sem fazer qualquer efeito para o corpo.

Um exemplo clássico é o da mulher que passa a tomar cápsulas de colágeno para conseguir uma pele mais firme. O colágeno é uma proteína, ou seja, uma cadeia de aminoácidos que são quebrados na digestão e utilizados pelo corpo de alguma maneira que não temos como controlar. Quem garante que a substância vai conseguir chegar ao rosto e resolver a flacidez daquela parte específica?

Mas não se trata apenas de ser inócuo; existe um perigo no uso indiscriminado de alguns produtos, pois há o chamado efeito coquetel, que é a interação no organismo entre fórmulas, seja de formulações naturais ou de remédios. Quando alguém consome várias diferentes ao mesmo tempo, é impossível saber qual será o efeito da combinação, já que cada uma possui uma composição que foi estudada isoladamente.

A indústria vem investindo pesado nas pesquisas de desenvolvimento e no marketing para divulgação desses produtos. Como não precisam passar por processos de regulação e fiscalização rígidos e demorados como acontece com remédios, o mercado de suplementos é muito lucrativo. É preciso ter cuidado com o que você compra.

Estamos em um momento da história humana no qual vemos pessoas que preferem tomar cápsulas de betacaroteno todo dia em vez de consumir cenoura, pimentão, abóbora e outros alimentos amarelo-alaranjados, que são fontes naturais desse precursor da vitamina A, importante para o equilíbrio do organismo. Isso é resultado de uma crença de que suplementos substituem ou são mais benéficos do que alimentos para diversas finalidades, até no tratamento de câncer. O alcance da desinformação é tão grande, com tantos prejuízos à saúde das pessoas, que levou a Sociedade Americana de Oncologia Clínica a fazer um alerta claro: nenhum suplemento nutricional é capaz de prevenir o câncer ou melhorar o prognóstico nos casos da doença.

Dentro das 10 recomendações do World Cancer Research Fund International para prevenção de câncer está "não use suplementos para prevenir câncer".[25] Não há evidências confiáveis de que qualquer suplemento alimentar possa ajudar no combate à doença. Há fortes evidências, em estudos controlados e randomizados, de que suplementos de betacaroteno em altas doses na verdade podem até aumentar o risco de câncer de pulmão em algumas pessoas. Pesquisas descobriram que tomar determinados suplementos pode aumentar o risco de desenvolvimento de alguns tipos de câncer, enquanto há evidências de que uma alimentação saudável com muitos vegetais e frutas pode reduzir o risco da doença.

O setor dos suplementos e complementos alimentares é um negócio multibilionário, do qual os suplementos vitamínicos são um componente importante, assim como o crescente mercado dos pré e probióticos. A maioria das alegações de benefícios não é baseada em evidências, e esses produtos podem estar associados a reações adversas.

Não há razão para a suplementação de vitaminas em adultos saudáveis, não grávidas ou lactantes que estejam recebendo a ingestão diária recomendada de nutrientes,[26] nem evidências de que os suplementos dietéticos possam reduzir o risco de câncer.

A suplementação pode ser recomendada em algumas situações específicas, como no caso de indivíduos com deficiências nutricionais diagnosticadas, certas condições médicas ou necessidades aumentadas de certos nutrientes, e após cirurgia como a bariátrica, por exemplo, que exige suplementação para a vida toda. No entanto, é importante que o produto e a dosagem sejam determinados por um médico ou nutricionista com conhecimento tanto dos suplementos em questão quanto do quadro de saúde do paciente.

O campo da nutrição esportiva é fértil para o surgimento de modismos e afirmações pseudocientíficas que colocam em risco a saúde das pessoas, não somente a física mas também a mental. Doenças psiquiátricas manifestadas pela obsessão com peso e musculatura afetam cada vez mais os homens. O comportamento característico neles é o desejo de reduzir a taxa de gordura corporal e aumentar a quantidade de músculo a qualquer custo, fazendo-os cometer vários exageros e ir além dos limites do corpo e da saúde para ficar o mais "seco" e definido possível. Um reflexo disso é o aumento no número de homens que fazem uso abusivo de suplementação e substâncias, em quadros que se assemelham a transtornos alimentares. É um problema tão sério, e que vem crescendo de forma tão rápida em várias partes do mundo, que um conjunto de pesquisadores americanos está revisitando a definição dos critérios para diagnóstico de transtornos alimentares para incluir o uso exagerado de suplementos, com os homens como público potencial.

Um paciente me contou que acorda todos os dias às três e meia da madrugada para ir à academia, onde treina por duas horas. Obedecendo o que disse algum coach ou treinador, ele bebe 7 litros de água por dia, come muita proteína (ovos e frango) e toma vários suplementos e pós. O sono, o funcionamento do intestino e a disposição para as atividades estão prejudicados mas ele, a princípio, não imaginou que pudesse ter a ver com o abuso de suplementos e outros hábitos desequilibrados. Isso não tem nada a ver com ser saudável. Esse paciente me procurou porque estava sofrendo com compulsões muito fortes quase diariamente. Além de tratá-las, revimos juntos os fatores indicativos de uma vida saudável, desconstruindo mitos e crenças que ele tinha.

Temas ligados à microbiota e à saúde intestinal também estão em alta, como já vimos. Isso faz com que muitos oportunistas se aproveitem para espalhar conhecimento especializado fora de contexto e aplicar protocolos que não foram comprovados para vender produtos e serviços a um público desesperado por saídas milagrosas para emagrecer ou melhorar algum sintoma desagradável. Está na moda, por exemplo, um tratamento que vem sendo chamado de modulação intestinal, que consiste em reequilibrar a microbiota usando probióticos. O objetivo é supostamente melhorar a saúde do intestino e, consequentemente, a saúde geral. Esse é um assunto complexo, e já comentei que não existe a possibilidade de manipular de maneira precisa e correta a população de bactérias do intestino, muito menos tomando suplementos. No entanto, essa promessa se tornou um produto à venda tanto para pacientes quanto para profissionais da saúde, que pagam por cursos patrocinados pela indústria, nos quais aprendem basicamente a prescrever suplementos, inclusive probióticos.

Não se deixe enganar pelo discurso de influenciadores e marcas que dizem que algum suplemento, por mais natural que seja, pode fazer algo milagroso pela sua saúde. Não existe até agora comprovação de efeitos positivos da suplementação em pessoas saudáveis e há até informação de que podem fazer mais mal que bem.[27]

O que precisamos para viver melhor é dar ao corpo o que ele foi programado para digerir: comida, cheia de compostos bioativos, e não químicos refinados e criados pela indústria humana.

Uma alimentação diversificada, rica em alimentos frescos e caseiros, é o melhor caminho para obter os nutrientes essenciais para o corpo funcionar plenamente e termos energia para aproveitar a vida. Não há cápsula ou comprimido que irá entregar isso.

CONCLUSÃO

Comer bem é mais simples do que parece

Estamos em um momento de avanço extraordinário da medicina no que diz respeito ao diagnóstico e ao tratamento de doenças infecciosas, e hoje somos capazes de criar vacinas em tempo recorde contra vírus. Porém o maior desafio na saúde atualmente, que ameaça os sistemas de saúde de todos os países, é a epidemia de doenças crônicas, especificamente doenças cardíacas, AVC, diabetes, síndrome metabólica, doença pulmonar obstrutiva crônica e alguns tipos de câncer. No mundo todo, essas doenças estão crescendo e consumindo uma parcela cada vez maior dos recursos destinados ao cuidado com as pessoas. Os sistemas de saúde estão quebrando e a indústria farmacêutica, batendo recorde de lucros.

Doenças crônicas são consideradas doenças do estilo de vida, pois se instalam ao longo do tempo como resultado de hábitos individuais. Três comportamentos modificáveis,[1] em especial, estão ligados ao desenvolvimento delas: tabagismo, dieta não saudável e sedentarismo. Não existe remédio padrão-ouro para curá-las. A solução é a prevenção, e o melhor tratamento começa dentro de cada um, com mudanças nos hábitos e no comportamento, não com remédios ou quaisquer outras soluções externas.

No entanto, o paradigma predominante na medicina moderna se baseia na prescrição de medicamentos e cirurgias para combater as doenças crônicas, deixando de lado o profundo impacto que as ações e as escolhas individuais têm sobre elas. Os médicos foram treinados para prescrever remédios, e isso funcionou muito bem na erradicação de infecções, mas não vale para as doenças crônicas.

> *O modelo atual de cuidado com a saúde é insustentável porque se baseia não na origem do problema, mas na resolução dos sintomas, e isso está adoecendo as populações.*

Enquanto maravilhas tecnológicas como a terapia genética, a tecnologia neural e a imunoterapia anunciam uma era dourada de inovação em saúde, a "droga milagrosa" negligenciada está nas rotinas que moldam nossa vida diária. O comportamento, muitas vezes relegado a segundo plano e alterado pelas próprias orientações dos profissionais da saúde, surge como uma ferramenta poderosa para prevenir e tratar doenças de forma eficaz. Precisamos mudar o paradigma da saúde.

A mudança de mentalidade deveria começar pela educação dos profissionais da saúde, principalmente os médicos, que não recebem nas universidades conhecimento adequado sobre nutrição e comportamento. Existe uma lacuna gritante na formação desses profissionais que os impede de abordar a saúde de forma abrangente. Eliminar essa lacuna educacional é essencial para formar novas gerações de profissionais da saúde que reconheçam o papel do estilo de vida.

Um estudo publicado[2] na revista *Circulation* nos dá uma visão clara de como o comportamento pode ser poderoso. Pesquisadores observaram que pessoas que, aos 50 anos, tinham cinco hábitos saudáveis – exercícios regulares, manutenção de peso saudável, baixo consumo de álcool, alimentação saudável e ausência de tabagismo – ganharam mais de uma década de vida (14 anos para mulheres e 12,2 anos para homens). Desses cinco hábitos saudáveis, quatro são comportamentos que podem ser modificados e um (manter um peso saudável) é consequência dos demais.

Na discussão sobre a obesidade, uma condição de saúde com origens multifatoriais, é consenso atualmente que o comportamento alimentar é um fator importante em seu desenvolvimento. No entanto, a narrativa predominante, defendida pelo setor de dietas e medicamentos, se concentra na ideia de que é preciso perder peso. Esse foco trata a obesidade a partir de seu sintoma, sem investigar suas raízes. O excesso de peso é uma consequência de problemas de saúde subjacentes, e não o contrário. Precisamos mudar o foco do cuidado de pessoas com obesidade, que deve ser na saúde e no bem-estar, não somente no peso. O peso não define saúde. Ser magro não é sinônimo de ser saudável.

As drogas mais prescritas hoje para fins de emagrecimento são aquelas que enganam o cérebro e anestesiam as sensações internas do corpo, como se isso fosse uma solução para controlar o comportamento. Na realidade, trata-se de uma abordagem contraproducente. Um exemplo são as drogas antiobesidade derivadas de um medicamento para tratamento de diabetes que ocasiona grande perda de peso e vem sendo prescrito de forma deturpada para pacientes não diabéticos com a única finalidade de emagrecimento. Enganar o cérebro não ajuda a melhorar o comportamento nem é uma solução sustentável. Só quem ganha são as empresas da indústria farmacêutica, que vêm obtendo lucros históricos.

As orientações dadas ao paciente com doenças crônicas ou obesidade são, por elas mesmas, criadoras da piora e da cronificação do problema, e isso alimenta negócios bilionários. O paciente perde saúde seguindo as orientações recebidas. É urgente inverter essa tempestade trágica.

Dentro das orientações contraprodutivas estão as recomendações nutricionais carregadas de mitos e pseudociência. Navegar pelo universo de informações no campo da saúde e da nutrição tornou-se uma tarefa assustadora: é preciso ter cuidado com o que encontramos. Uma parte substancial do que circula pelos veículos de comunicação, nas redes sociais e até em algumas publicações científicas não passa de mito e pseudociência, criando uma teia de confusão sobre o que é alimentação saudável. Para realmente promover a saúde alimentar, devemos não apenas estar atentos ao que comemos – a alimentação é com certeza um pilar importante –, mas também a *como* comemos.

Comer bem não tem a ver com seguir regras genéricas, radicais e limitadoras do prazer. Quando alguém se propõe a mudar hábitos de alimentação, mas passa a acreditar em tudo o que ouve e lê sobre o assunto e adota um monte de restrições, isso é o mesmo que fazer dieta restritiva. Não é saudável se obrigar a comer seguindo um monte de regras externas ao próprio corpo. Passar fome ou vontade não é se alimentar bem. A qualidade de nossos alimentos se entrelaça com nosso comportamento e nossos hábitos alimentares. É uma dança intrincada em que todas as partes são importantes.

Se você leu este livro até aqui ou se me acompanha há algum tempo, deve saber que este é o princípio básico do meu trabalho como nutricionista: dieta restritiva não funciona e piora seu comportamento alimentar.

Além de provocar altos níveis de estresse, modifica o comportamento, o metabolismo e o apetite. Comer não pode virar um estresse; é uma das melhores coisas da vida e a base da sua saúde!

Portanto, esqueça as regras do discurso nutricional popular, que proíbe certos alimentos e enaltece outros (quase sempre por puro modismo ou algum interesse comercial). Deixe pra lá a pirâmide alimentar tradicional, elaborada com o olhar reducionista para macronutrientes e calorias, falando mal da gordura e colocando os carboidratos como base da alimentação.

Com exceção do leite materno nos primeiros seis meses de vida, nenhum alimento, sozinho, proporciona aos seres humanos toda a gama de nutrientes de que o organismo necessita. Isso explica a razão de nossa espécie ter evoluído de modo a se tornar apta a consumir uma grande variedade de alimentos. Somos animais onívoros, ou seja, podemos comer de tudo. É assim que nosso corpo fica bem nutrido e funciona melhor. Uma alimentação em que predominam alimentos de origem vegetal, complementada com quantidades moderadas de produtos de origem animal, constitui a base de uma alimentação balanceada. É possível escolher não incluir alimentos de origem animal, mas isso exige uma orientação especializada e, possivelmente, suplementação.

Pare de fazer escolhas baseadas nas dicas de amigos, supostos gurus ou influenciadores de vida saudável, ainda mais quando forem do tipo "não coma", "não pode", "evite" ou "exclua". Busque auxílio de profissionais da saúde confiáveis. Mesmo assim, um nutricionista ou médico pode orientar sobre a quantidade e a importância de colocar mais variedade no prato, sem determinar o que você pode e não pode comer ou julgar seu corpo e suas opções.

É compreensível se sentir confuso sobre o que é e não é saudável hoje em dia – são muitas vozes gritando ao mesmo tempo! Saiba que é muita confusão para os profissionais da saúde também. Minha intenção é simplificar a nutrição com base em evidências científicas e com isso tornar mais leves suas decisões relacionadas à alimentação.

Proponho que daqui para a frente você tente focar no que pode incluir e deseja comer, não naquilo que acha que não pode ou não deve. Sempre digo aos meus pacientes que eles podem comer de tudo, mas não tudo. É claro, há exceções em casos de alergias alimentares, por exemplo, que devem ser acompanhados por médico e nutricionista.

Estamos em um momento incrível da ciência no que diz respeito ao nível de conhecimento que conquistamos e podemos aplicar ao tratamento e à cura de doenças. Evoluímos muito, mas temos um caminho ainda mais longo do que o já percorrido até entender como funciona o corpo humano, pois existe um componente psicológico extremamente importante que talvez nunca venhamos a compreender completamente.

Tudo que venho estudando e descobrindo nos últimos anos dentro da ciência da nutrição me trouxe a noção de que nós, profissionais da saúde, precisamos ter humildade e aceitar que não somos donos da verdade. Temos que deixar o paciente como protagonista, ser seus aliados, não o general que manda, acreditando saber mais e querendo comandar o que ele deve fazer. É preciso lembrar que cada pessoa é única, e cada paciente tem que receber atenção como um ser inteiro, e não somente ser tratado nos sintomas que apresenta. É importante estar aberto para continuar aprendendo, ter uma escuta ativa e um olhar amplo para os pacientes se quisermos de fato ajudá-los.

Precisamos ter conhecimento e estar informados para fazer as melhores escolhas – não apenas conhecimento a respeito de nutrição e alimentação, mas também autoconhecimento e flexibilidade para rever crenças e mudar o que for necessário. No entanto, a capacidade de autoconhecimento está sendo anestesiada o tempo todo com o uso de remédios, dietas e cirurgias. Os aplicativos de saúde e bem-estar, ainda que tenham a intenção de ajudar, podem ter um efeito muitas vezes contraprodutivo de desconectar a pessoa de si mesma.

Vale repetir: o comportamento é tão importante quanto o nutriente quando se trata de alimentação: não é só o que você come que conta, mas *como* e *por que* come. Ficar obcecado com um comer "perfeito" ou "limpo" não ajuda a fazer as pazes com a comida.

Não existe comer perfeito, nem alimentos bons ou ruins, apenas alimentos consumidos dentro de um padrão alimentar.

Procure se reconectar, entender sua fome e o que seu corpo está precisando e pedindo. Respeite seu corpo como se fosse uma joia.

Quando se trata de ganhar mais saúde e viver melhor, tudo é uma questão de estar disposto e motivado a melhorar hábitos, entendendo que são pequenos passos que levarão a grandes conquistas. Mudar é possível em qualquer momento da vida, não importa qual a idade ou há quanto tempo você venha tentando melhorar seu relacionamento com a alimentação. Tendo em mente que nenhuma mudança de hábitos acontece da noite para o dia, tenha paciência. Seja gentil com você e confie no seu corpo. Ter pressa pode induzi-lo a se deixar levar por mitos e informações duvidosas sobre nutrição e alimentação, além de fazê-lo tomar atitudes extremas, que mais cedo ou mais tarde colocarão tudo em risco de desequilíbrio. Lembre-se: cada passo é uma vitória. Você pode falhar e ter recaídas; o importante é não desistir. Compare você com você mesmo, e não com o vizinho, ou pior: o blogueiro.

Comece agora, você tem autonomia para isso. Seu corpo é seu templo e sua vida. Não espere a próxima segunda-feira ou uma ocasião especial chegar. Basta estar disposto a rever antigas crenças e parar de acreditar em tudo o que escuta por aí. Você é único e é seu maior especialista. Quando se sentir perdido, busque ajuda de profissionais treinados em terapia nutricional, que poderão orientá-lo até que você consiga navegar sozinho. Acredite: comer bem é mais simples do que parece! Pode voltar a tomar seu café com leite integral e um pouco de açúcar branco, a comer seu pãozinho francês com manteiga, seu almoço com feijão e arroz, seu estrogonofe preferido e a sobremesa que lembra sua querida avozinha.

Meu objetivo com este livro não é dizer o que ou como você tem que comer. Pelo contrário: é empoderar para que cada um conquiste segurança e autonomia no processo de melhorar seus comportamentos e se reconciliar com a comida e o corpo.

Se eu pudesse resumir tudo que disse aqui em conselhos ou lições que gostaria que meus leitores levassem com eles para a vida, seriam estes, começando pelas três dicas que sempre gosto de repetir:

1. Diga não às dietas restritivas.
2. Coma mais comida fresca e caseira, e menos industrializada.
3. Cozinhe!
4. Reconecte-se com seu corpo e suas sensações.
5. Reduza o consumo de ultraprocessados.
6. Pare de enganar sua fome com remédios.
7. Pare de enganar seu paladar com adoçantes.
8. Proteja a sua microbiota.
9. Procure progresso, não perfeição.
10. Confie na sabedoria do seu corpo.

E lembre-se sempre destes pontos importantes:

- Você é dono da sua fome, não a terceirize a ninguém.
- Não tente controlar seu corpo; dance com ele.
- Perder peso não é sinônimo de ganhar saúde.
- Saúde é bem-estar, e não peso.
- Na busca por mais saúde, cada passo é uma vitória.
- Priorize sua saúde melhorando seus hábitos e seu estilo de vida geral.
- Faça escolhas baseadas em informação de qualidade.
- Os profissionais da saúde são seus aliados, não donos do seu corpo.
- Ninguém sabe mais sobre seu corpo do que você.
- Muita informação sobre nutrição pode deixá-lo desinformado.
- O problema não é o alimento, mas a sua relação com ele.
- Pode comer de tudo, mas não tudo.

Bon appétit!

Agradecimentos

Ao terminar esta jornada, não posso deixar de expressar minha gratidão a todas as pessoas que tornaram possível a realização e publicação deste livro, um projeto que surgiu de minha atenta observação e preocupação com os desafios atuais da nutrição.

Este livro é mais do que uma simples compilação de fatos científicos e teorias; é o relato da minha jornada em busca da verdade na ampla e muitas vezes tumultuada paisagem da nutrição moderna. Durante os longos dias de pesquisa solitária, mergulhando em um mundo de dados, estudos e controvérsias, me deparei com um sofrimento generalizado tanto no hospital quanto no consultório, na mídia e nas redes sociais.

Esta obra representa minha voz diante de tudo que tenho vivenciado e observado, um esforço para lançar luz às verdades e às preocupações em um contexto de tanta ansiedade.

Em primeiro lugar, quero estender meus sinceros agradecimentos à equipe da Editora Sextante, cuja confiança no valor e na urgência da minha mensagem foi fundamental desde o início. A dedicação, o profissionalismo e o entusiasmo de cada membro da equipe não apenas fortaleceram meu propósito, mas também garantiram que minhas palavras alcançassem quem mais precisa delas.

A jornada de escrever este livro foi, em muitos aspectos, um caminho solitário preenchido pela constante presença e o apoio de familiares, amigos e colegas.

Aos leitores, espero que este livro seja um guia de clareza em um mar de confusão, uma inspiração diante das armadilhas da desinformação. Que estas páginas inspirem reflexão, questionamento e, acima de tudo, ação positiva em direção a uma nutrição com ciência e consciência.

Que esta jornada não termine aqui, mas continue acompanhando todos em direção a um futuro mais saudável e vibrante.

Sophie Deram

Notas

Introdução – Esqueça tudo que você sabe sobre nutrição

1. A *Gazeta*. Entrevista: "Vivemos hoje um terrorismo nutricional. As pessoas não sabem mais o que comer", diz Sophie Deram. Disponível em: https://www.agazeta.com.br/revista-ag/vida/vivemos-hoje-um-terrorismo-nutricional-as-pessoas-nao-sabem-mais-o-que-comer-diz-sophie-deram-0514

Capítulo 1 – Um olhar sobre o contexto, os profissionais e o negócio da saúde

1. O juramento internacional foi traduzido pelo Dr. Miguel Roberto Jorge, representante da Associação Médica Brasileira na Associação Médica Mundial e coordenador do Comitê de Ética em Pesquisa (CEP) da UNIFESP. Disponível em: https://amb.org.br/wp-content/uploads/2019/10/Declarac%CC%A7a%CC%83o-de-Genebra-2017-Tradu%C3%A7%C3%A3o-Dr-Miguel.pdf
2. Você pode acessar o *Código de ética e de conduta do nutricionista* no site www.cfn.org.br.
3. Organização Mundial da Saúde. Noncommunicable Diseases. Disponível em: https://www.who.int/news-room/fact-sheets/detail/noncommunicable-diseases

4. Ayers JW, Poliak A, Dredze M et al. Comparing physician and artificial intelligence chatbot responses to patient questions posted to a public social media forum. *JAMA Intern Med.* 2023:e231838. doi: 10.1001/jamainternmed.2023.1838.
5. Ahima RS, Lazar MA. Physiology. The health risk of obesity – Better metrics imperative. *Science.* 23 ago. 2013; 341(6148):856-8. doi: 10.1126/science.1241244.
6. Rubino F et al. Joint international consensus statement for ending stigma of obesity. *Nat Med.* Abr. 2020; 26(4):485-497. doi: 10.1038/s41591-020-0803-x.
7. Center for Countering Digital Hate. AI and eating disorders. Disponível em: https://counterhate.com/research/ai-tools-and-eating-disorders/
8. Mahn HM, Lordly D. A review of eating disorders and disordered eating amongst nutrition students and dietetic professionals. *Canadian Journal of Dietect Practice and Research.* 2015; 76(1):38-43. doi: 103148/cjdpr-2014-031.
9. Stepanian N, Larsen MH, Mendelsohn JB, Mariussen KL, Heggdal K. Empowerment interventions designed for persons living with chronic disease – a systematic review and meta-analysis of the components and efficacy of format on patient-reported outcomes. *BMC Health Serv Res.* 25 ago. 2023; 23(1):911. doi: 10.1186/s12913-023-09895-6.
10. Rosenberg MB. *Comunicação não violenta: técnicas para aprimorar relacionamentos pessoais e profissionais.* São Paulo: Ágora, 2006.
11. Deram S. *O peso das dietas.* Rio de Janeiro: Sextante, 2018; e Li W, Chen W. Weight cycling based on altered immune microenvironment as a result of metaflammation. *Nutr Metab* (Lond). 22 fev. 2023; 20(1):13. doi: 10.1186/s12986-023-00731-6.
12. O que é o efeito Dunning-Kruger. Disponível em: https://jornal.usp.br/radio-usp/o-que-e-o-efeito-dunning-kruger/; e Justin Kruger; David Dunning (1999). Unskilled and Unaware of It: How Difficulties in Recognizing One's Own Incompetence Lead to Inflated Self-Assessments. *Journal of Personality and Social Psychology.* 77 (6): 1121–34.

Capítulo 2 – Os erros da nutrição e da ciência da saúde

1. Kachani AT e Cordás TA (orgs.) *Nutrição em psiquiatria*. São Paulo: Manole, 2021.
2. Damásio A. *O erro de Descartes*: Emoção, razão e o cérebro humano. Mem Martins: Publicações Europa-América, 1994.
3. Bouchard C, Tremblay A, Després JP *et al*. The response to long-term overfeeding in identical twins. *N Engl J Med*. 24 mai. 1990; 322(21):1477-82. doi: 10.1056/NEJM199005243222101.
4. Keys A. Coronary heart disease in seven countries. 1970. *Nutrition*. Mar. 1997; 13(3):250-2; debate 249, 253. doi: 10.1016/s0899-9007(96)00410-8.
5. Afzal S, Tybjærg-Hansen A, Jensen GB, Nordestgaard BG. Change in body mass index associated with lowest mortality in Denmark, 1976-2013. *JAMA*. 10 mai. 2016; 315(18):1989-96. doi: 10.1001/jama.2016.4666.
6. Hampl SE, Hassink SG, Skinner AC *et al*. Clinical practice guideline for the evaluation and treatment of children and adolescents with obesity. *Pediatrics*. 1º fev. 2023; 151(2):e2022060640. doi: 10.1542/peds.2022-060640.
7. Golden NH, Schneider M, Wood C; COMMITTEE ON NUTRITION; COMMITTEE ON ADOLESCENCE; SECTION ON OBESITY. Preventing Obesity and Eating Disorders in Adolescents. *Pediatrics*. Set. 2016; 138(3):e20161649. doi: 10.1542/peds.2016-1649. Epub 2016 Ago. 22.

Capítulo 3 – As novas ciências que derrubam paradigmas

1. Hall KD *et al*. Ultra-processed diets cause excess calorie intake and weight gain: an inpatient randomized controlled trial of *ad libitum* food intake. *Cell Metab*. 2 jul. 2019; 30(1):67-77.e3. doi: 10.1016/j.cmet.2019.05.008.
2. Deram S, Nicolau CY, Perez-Martinez P *et al*. Effects of perilipin (PLIN) gene variation on metabolic syndrome risk and weight loss in

obese children and adolescents. *J Clin Endocrinol Metab.* Dez. 2008; 93(12):4933-40. doi: 10.1210/jc.2008-0947.

3. Ordovas JM. Genotype-phenotype associations: modulation by diet and obesity. *Obesity* (Silver Spring). Dez. 2008; 16 Suppl 3(Suppl 3):S40-6. doi: 10.1038/oby.2008.515.

4. Ordovas JM *et al.* Polyunsaturated fatty acids modulate the effects of the APOA1 G-A polymorphism on HDL-cholesterol concentrations in a sex-specific manner: the Framingham Study. *Am J Clin Nutr.* Jan. 2002; 75(1):38-46. doi: 10.1093/ajcn/75.1.38.

5. Coll AP, Farooqi IS, O'Rahilly S. The hormonal control of food intake. *Cell.* 20 abr. 2007; 129(2):251-62. doi: 10.1016/j.cell.2007.04.001.

6. Damasio A, Carvalho GB. The nature of feelings: evolutionary and neurobiological origins. *Nat Rev Neurosci.* Fev. 2013; 14(2):143-52. doi: 10.1038/nrn3403.

7. Stevenson RJ, Mahmut M, Rooney K. Individual differences in the interoceptive states of hunger, fullness and thirst. *Appetite.* Dez. 2015; 95:44-57. doi: 10.1016/j.appet.2015.

8. Rozin, P, Gohar, D (2011). The pleasures and memory of food and meals. In: Preedy, V., Watson, R., Martin, C. (orgs.) *Handbook of Behavior, Food and Nutrition.* Springer, New York, NY. https://doi.org/10.1007/978-0-387-92271-3_44; e Virginie Amilien. Jean Pierre Poulain, Manger Aujourd'hui, Attitudes, normes et pratiques, *Anthropology of food* [Online], 1º set. 2003, on-line desde 1º set. 2003, acessado em 7 fev. 2024. Disponível em: http://journals.openedition.org/aof/933; DOI: https://doi.org/10.4000/aof.933.

9. Keys A *et al. Biology of Human Starvation.* South Minneapolis: Minne ed. Edition. University of Minnesota Press, 1950.

10. Bushman BJ, Dewall CN, Pond RS Jr, Hanus MD. Low glucose relates to greater aggression in married couples. *Proc Natl Acad Sci U S A.* 29 abr. 2014; 111(17):6254-7. doi: 10.1073/pnas.1400619111.

11. Bremner JD *et al.* Diet, stress and mental health. *Nutrients.* 13 ago. 2020; 12(8):2428. doi: 10.3390/nu12082428; Markey CH *et al.* A survey of eating styles in eight countries: Examining restrained, emotional, intuitive eating and their correlates. *Br J Health Psychol.* Fev. 2023;

28(1):136-155. doi: 10.1111/bjhp.1261; e Deram S. *O peso das dietas*. Rio de Janeiro: Sextante, 2018.
12. Kachani AT e Cordás TA (orgs.) *Nutrição em psiquiatria*. São Paulo: Manole, 2021.
13. Halmos EP, Power VA, Shepherd SJ, Gibson PR, Muir JG. A diet low in FODMAPs reduces symptoms of irritable bowel syndrome. *Gastroenterology*. Jan. 2014; 146(1):67-75.e5. doi: 10.1053/j.gastro.2013.09.046.
14. Harding BN *et al*. Metabolic profiling of night shift work – The HORMONIT study. *Chronobiol Int*. Nov. 2022; 39(11):1508-1516. doi: 10.1080/07420528.2022.2131562.
15. Lenneis A, Das-Friebel A, Tang NKY *et al*. The influence of sleep on subjective well-being: An experience sampling study. *Emotion*. 3 ago. 2023. doi: 10.1037/emo0001268.

Capítulo 4 – Mitos sobre alimentos e nutrientes

1. Malhotra A. Saturated fat is not the major issue. *BMJ* 2013; 347:f6340. doi: 10.1136/bmj.f6340.
2. de Souza RJ, Mente A, Maroleanu A *et al*. Intake of saturated and trans unsaturated fatty acids and risk of all cause mortality, cardiovascular disease, and type 2 diabetes: systematic review and meta-analysis of observational studies. *BMJ*. 2015; 351:h3978. doi: 10.1136/bmj.h3978.
3. Wanders AJ, Zock PL, Brouwer IA. Trans fat intake and its dietary sources in general populations worldwide: a systematic review. *Nutrients*. 2017, 9, 840. doi: 10.3390/nu9080840.
4. Ricardo CZ, Peroseni IM, Mais LA, Martins APB, Duran AC. Trans fat labeling information on brazilian packaged foods. *Nutrients* [Internet]. 6 set. 2019; 11(9):2130. doi: 10.3390/nu11092130.
5. Instituto Brasileiro de Defesa do Consumidor. A gordura trans que você não vê. Disponível em: https://idec.org.br/gordura-trans#
6. Agência Nacional de Vigilância Sanitária – Anvisa. Resolução da Diretoria Colegiada - RDC nº 632, de 24 de março de 2022. Dispõe sobre a restrição de uso de gorduras trans industriais em alimentos. Diário Oficial da União (61). 30 mar. 2022.

7. Neelakantan N, Seah JY, van Dam RM. The effect of coconut oil consumption on cardiovascular risk factors: a systematic review and meta-analysis of clinical trials. *Circulation*. 10 mar. 2020; 141(10):803-14. doi: 10.1161/CIRCULATIONAHA.119.043052.
8. Pepino MY. Metabolic effects of non-nutritive sweeteners. Physiol Behav. 1º dez. 2015; 152(Pt B):450-5. doi: 10.1016/j.physbeh.2015.06.024; e Wang QP et al. Sucralose Promotes Food Intake through NPY and a Neuronal Fasting Response. *Cell Metab*. 12 jul. 2016; 24(1):75-90. doi: 10.1016/j.cmet.2016.06.010.
9. Ramos S, Campos LF, Strufaldi DRBM et al. Terapia Nutricional no Pré-Diabetes e no Diabetes Mellitus Tipo 2. *Diretriz Oficial da Sociedade Brasileira de Diabetes* (2023). doi: 10.29327/5238993.2023-8. Disponível em: https://diretriz.diabetes.org.br/terapia-nutricional-no-pre-diabetes-e-no-diabetes-mellitus-tipo-2/
10. Agência Nacional de Vigilância Sanitária – Anvisa. OMS divulga nova diretriz sobre o uso de adoçantes. Disponível em: https://www.gov.br/anvisa/pt-br/assuntos/noticias-anvisa/2023/oms-divulga-nova-diretriz-sobre-o-uso-de-adocantes/
11. Wang QP et al. Sucralose Promotes Food Intake through NPY and a Neuronal Fasting Response. *Cell Metab*. 12 jul. 2016; 24(1):75-90. doi: 10.1016/j.cmet.2016.06.010.
12. O'Donnell S, Baudier K, Marenda DR. Non-nutritive polyol sweeteners differ in insecticidal activity when ingested by adult *Drosophila melanogaster* (Diptera: Drosophilidae), *Journal of Insect Science*, Volume 16, N. 1, 2016, 47, doi: 10.1093/jisesa/iew031.
13. Feijó FM et al. Saccharin and aspartame, compared with sucrose, induce greater weight gain in adult Wistar rats, at similar total caloric intake levels. *Appetite*, Volume 60, 2013, 203-207, ISSN 0195-6663. doi: 10.1016/j.appet.2012.10.009.
14. Fagherazziet G et al. Consumption of artificially and sugar-sweetened beverages and incident type 2 diabetes in the Etude Epidémiologique auprès des femmes de la Mutuelle Générale de l'Education Nationale–European prospective investigation into cancer and nutrition cohort. *The American Journal of Clinical Nutrition*, Volume 97, Ed. 3, 2013, 517-523, ISSN 0002-9165. doi: 10.3945/ajcn.112.050997.

15. Nguyen M *et al*. Consumption of 100% fruit juice and body weight in children and adults: a systematic review and meta-analysis. *JAMA Pediatr*. Publicação on-line. 16 jan. 2024. doi: 10.1001/jamapediatrics.2023.6124.
16. European Food Safety Authority (EFSA) (2010). Scientific opinion on dietary reference values for water. *EFSA Journal*, 18-38.
17. European Food Information Council (EUFIC). "How much water should you drink per day?" Disponível em: https://www.eufic.org/en/healthy-living/article/how-much-water-should-you-drink-per-day/
18. Moon J, Koh G. Clinical evidence and mechanisms of high-protein diet-induced weight loss. *J Obes Metab Syndr*. 30 set. 2020; 29(3):166-173. doi: 10.7570/jomes20028.
19. Zhang X, Kapoor D, Jeong SJ *et al*. Identification of a leucine-mediated threshold effect governing macrophage mTOR signalling and cardiovascular risk. *Nat Metab* 6, 359–377 (2024). doi: 10.1038/s42255-024-00984-2.
20. Qin C *et al*. Associations of egg consumption with cardiovascular disease in a cohort study of 0.5 million Chinese adults. *Heart*. Nov. 2018; 104(21):1756-1763. doi: 10.1136/heartjnl-2017-312651.
21. Rong Y, Chen L, Zhu T *et al*. Egg consumption and risk of coronary heart disease and stroke: dose-response meta-analysis of prospective cohort studies. *BMJ*. 2013; 346:e8539. doi: 10.1136/bmj.e8539.
22. Richard C *et al*. Impact of egg consumption on cardiovascular risk factors in individuals with type 2 diabetes and at risk for developing diabetes: a systematic review of randomized nutritional intervention studies. *Can J Diabetes*. Ago. 2017; 41(4):453-463. doi: 10.1016/j.jcjd.2016.12.002.
23. Drouin-Chartier JP *et al*. Egg consumption and risk of type 2 diabetes: findings from 3 large US cohort studies of men and women and a systematic review and meta-analysis of prospective cohort studies. *Am J Clin Nutr*. 1º set. 2020; 112(3):619-630. doi: 10.1093/ajcn/nqaa115.
24. Askari M, Heshmati J, Shahinfar H, Tripathi N, Daneshzad E. Ultra-processed food and the risk of overweight and obesity: a systematic review and meta-analysis of observational studies. *Int J Obes* (Lond). Out. 2020; 44(10):2080-2091. doi: 10.1038/s41366-020-00650-z.

25. Levy RB, Rauber F, Chang K *et al*. Ultra-processed food consumption and type 2 diabetes incidence: A prospective cohort study. *Clin Nutr*. Mai. 2021; 40(5):3608-3614. doi: 10.1016/j.clnu.2020.12.018.
26. Monteiro CA. Nutrition and health. The issue is not food, nor nutrients, so much as processing. *Public Health Nutr*. Mai. 2009; 12(5):729-31. doi: 10.1017/S1368980009005291.
27. Monteiro CA, Cannon G, Levy RB *et al*. NOVA. The star shines bright. *World Nutrition*. Jan.-Mar. 2016, 7,1-3, 28-38.
28. Zohar I, Alperson-Afil N, Goren-Inbar N *et al*. Evidence for the cooking of fish 780,000 years ago at GesherBenotYa'aqov, Israel. *Nat Ecol Evol* 6, 2016–2028 (2022). doi: 10.1038/s41559-022-01910.
29. Lane MM, Gamage E, Du S *et al*. Ultra-processed food exposure and adverse health outcomes: umbrella review of epidemiological meta-analyses. *BMJ*. 28 fev. 2024;384:e077310. doi: 10.1136/bmj-2023-077310.
30. Fazzino TL, Rohde K, Sullivan DK. Hyper-palatable foods: development of a quantitative definition and application to the US food system database. *Obesity* (Silver Spring). Nov. 2019; 27(11):1761-1768. doi: 10.1002/oby.22639.
31. Araújo EP, Moraes JC, Cintra DE, Velloso LA. Mechanisms in endocrinology: Hypothalamic inflammation and nutrition. *Eur J Endocrinol*. Set. 2016; 175(3):R97-R105. doi: 10.1530/EJE-15-1207.
32. Shi Y *et al*. Association of pro-inflammatory diet with increased risk of all-cause dementia and Alzheimer's dementia: a prospective study of 166,377 UK Biobank participants. *BMC Med*. 21 jul. 2023; 21(1):266. doi: 10.1186/s12916-023-02940-5.
33. Hébert JR, Shivappa N, Wirth MD, Hussey JR, Hurley TG. Perspective: The Dietary Inflammatory Index (DII)-lessons learned, improvements made, and future directions. *Adv Nutr*. 1º mar. 2019; 10(2):185-195. doi: 10.1093/advances/nmy071.
34. FoRC – Centro de Pesquisa em Alimentos. Uso de mapeamento genético para formulação de dietas personalizadas é promissor, mas precoce. Disponível em: https://alimentossemmitos.com.br/uso-de-mapeamento-genetico-para-formulacao-de-dietas-personalizadas-e-promissor-mas-precoce/

35. Patch C, Sequeiros J, Cornel MC. Genetic horoscopes: is it all in the genes? Points for regulatory control of direct-to-consumer genetic testing. *Eur J Hum Genet.* Jul. 2009; 17(7):857-9. doi: 10.1038/ejhg.2008.246.
36. Harvard Health Publishing. What is a plant-based diet and why should you try it? Disponível em: https://www.health.harvard.edu/blog/what-is-a-plant-based-diet-and-why-should-you-try-it-2018092614760.
37. Sociedade Vegetariana Brasileira. Objetivos. Disponível em: https://svb.org.br/a-svb/sobre-a-svb/objetivos/
38. Gardner CD, Hartle JC, Garrett RD, Offringa LC, Wasserman AS. Maximizing the intersection of human health and the health of the environment with regard to the amount and type of protein produced and consumed in the United States. *Nutr. Rev.* 2019; 77:197–215. doi: 10.1093/nutrit/nuy073.

Capítulo 5 – Mitos sobre peso, doenças e comportamento

1. TEDx "O peso das dietas", por Sophie Deram, 2013. Disponível em: https://youtu.be/egITHMR9PmA?si=RtlkPwNJmuoneaBp
2. Kärkkäinen U, Mustelin L, Raevuori A, Kaprio J, Keski-Rahkonen A. Successful weight maintainers among young adults-A ten-year prospective population study. *Eat Behav.* Abr. 2018; 29:91-98. doi: 10.1016/j.eatbeh.2018.03.004.
3. Mahn HM, Lordly D. A review of eating disorders and disordered eating amongst nutrition students and dietetic professionals. *Canadian Journal of Dietect Practice and Research.* 2015; 76(1):38-43. doi: 103148/cjdpr-2014-031
4. Saulais L, Doyon M, Ruffieux B, Kaiser H. Consumer knowledge about dietary fats: another French paradox? *British Food Journal*, 2012. Volume 114, N. 1, 108-120. doi: 10.1108/00070701211197392.
5. Maimaran M e Fishbach A. If it's useful and you know it, do you eat? Preschoolers refrain from instrumental food. *Journal of Consumer Research*, Volume 41, N. 3, 1º out. 2014, 642–655, doi: 10.1086/677224; e Bell LK, Gardner C, Tian EJ, Cochet-Broch MO, Poelman AAM, Cox DN, Nicklaus S, Matvienko-Sikar K, Daniels LA, Kumar S, Golley RK.

Supporting strategies for enhancing vegetable liking in the early years of life: an umbrella review of systematic reviews. *Am J Clin Nutr.* 8 mai. 2021; 113(5):1282-1300. doi: 10.1093/ajcn/nqaa384.

6. Latimer LA, Pope L, Wansink B. Food neophiles: Profiling the adventurous eater. *Obesity* (Silver Spring). Ago. 2015; 23(8):1577-81. doi: 10.1002/oby.21154.

7. Zong G, Eisenberg DM, Hu FB, Sun Q. Consumption of meals preparado at home and risk of type 2 diabetes: an analysis of two prospective cohort studies. *PLoS Med.* 5 jul. 2016; 13(7):e1002052. doi: 10.1371/journal.pmed.1002052.

8. Palomar-Cros A *et al.* (2023). Dietary circadian rhythms and cardiovascular disease risk in the prospective NutriNet-Santé Cohort. *Nature Communications*, 14, 7899 (2023) doi: 10.1038/s41467-023-43444-3.

9. Zhao D, Guallar E, Woolf TB *et al.* Association of eating and sleeping intervals with weight change over time: the Daily24 Cohort. *J Am Heart Assoc.* 7 fev. 2023; 12(3):e026484. doi: 10.1161/JAHA.122.026484.

10. Pavlou V, Cienfuegos S, Lin S *et al.* Effect of time-restricted eating on weight loss in adults with type 2 diabetes: a randomized clinical trial. *JAMA Netw Open.* 2023; 6(10):e2339337. doi: 10.1001/jamanetworkopen.2023.39337.

11. Angelino D, Pietrangeli F, Serafini M. Early dinner time and caloric restriction lapse contribute to the longevity of nonagenarians and centenarians of the italian abruzzo region: a cross-sectional study. *Front Nutr.* 22 mar. 2022; 9:863106. doi: 10.3389/fnut.2022.863106.

12. Obesity Canada. Consensus statement: Body Mass Index (BMI). Disponível em: https://obesitycanada.ca/oc-news/consensus-statement-body-mass-index-bmi/

13. Galmiche M, Déchelotte P, Lambert G, Tavolacci MP. Prevalence of eating disorders over the 2000-2018 period: a systematic literature review. *Am J Clin Nutr.* 1º mai. 2019; 109(5):1402-1413. doi: 10.1093/ajcn/nqy342.

14. OMS. Obesity. Disponível em: https://www.who.int/topics/obesity/en/

15. Dimitrov Ulian M, Pinto AJ, de Morais Sato P *et al.* Effects of a new intervention based on the Health at Every Size approach for

the management of obesity: The "Health and Wellness in Obesity" study. *PLoS One*. 6 jul. 2018; 13(7):e0198401. doi: 10.1371/journal.pone.0198401.

16. Wharton S, Lau DCW, Vallis M *et al*. Obesity in adults: a clinical practice guideline. *CMAJ*. 4 ago. 2020; 192(31):E875-E891. doi: 10.1503/cmaj.191707.
17. Manifesto para um novo olhar sobre obesidade – Segunda edição, Nov. 2022. Disponível em: https://manifesto-obesidade.com.br/
18. Qin C *et al*. Associations of egg consumption with cardiovascular disease in a cohort study of 0.5 million Chinese adults. *Heart*. Nov. 2018; 104(21):1756-1763. doi: 10.1136/heartjnl-2017-312651.
19. Kratz M. Dietary cholesterol, atherosclerosis and coronary heart disease. *Handb Exp Pharmacol*. 2005; (170):195-213. doi: 10.1007/3-540-27661-0_6.
20. Schoeneck M, Iggman D. The effects of foods on LDL cholesterol levels: A systematic review of the accumulated evidence from systematic reviews and meta-analyses of randomized controlled trials. *Nutr Metab Cardiovasc Dis*. 6 mai. 2021; 31(5):1325-1338. doi: 10.1016/j.numecd.2020.12.032.
21. INCA. Dietas restritivas e alimentos milagrosos durante o tratamento do câncer: fique fora dessa! Disponível em: https://www.inca.gov.br/publicacoes/cartilhas/dietas-restritivas-e-alimentos-milagrosos-durante-o-tratamento-do-cancer-fique.
22. Cancer Research UK. Food myths and cancer. Disponível em: https://www.cancerresearchuk.org/about-cancer/causes-of-cancer/diet-and-cancer/food-controversies
23. Huebner J, Marienfeld S, Abbenhardt C *et al*. Counseling patients on cancer diets: a review of the literature and recommendations for clinical practice. *Anticancer Res*. Jan. 2014; 34(1):39-48.
24. World Cancer Research Fund. Cancer prevention recommendations. Disponível em: https://www.wcrf.org/diet-activity-and-cancer/cancer-prevention-recommendations/
25. World Cancer Research Fund International. Do not use supplements for cancer prevention. Disponível em: https://www.wcrf.org/diet-ac-

tivity-and-cancer/cancer-prevention-recommendations/do-not-use-supplements-for-cancer-prevention/
26. Kennedy M. The vitamin epidemic: what is the evidence for harm or value? *Intern Med J*. Ago. 2018; 48(8):901-907. doi: 10.1111/imj.13976.
27. Khan SU *et al*. Effects of nutritional supplements and dietary interventions on cardiovascular outcomes: an umbrella review and evidence map. *Ann Intern Med*. 6 ago. 2019; 171(3):190-198. doi: 10.7326/M19-0341.

Conclusão – Comer bem é mais simples do que parece

1. Organização das Nações Unidas. LIFESTYLE DISEASES: An Economic Burden on the Health Services. Disponível em: https://www.un.org/en/chronicle/article/lifestyle-diseases-economic-burden-health-services
2. Li Y, Pan A, Wang DD *et al*. Impact of healthy lifestyle factors on life expectancies in the US population. *Circulation*. 24 jul. 2018; 138(4):345-355. doi: 10.1161/CIRCULATIONAHA.117.032047. Erratum in: Circulation. 24 jul. 2018; 138(4):e75.

Índice remissivo

A

abacate, 204
abóbora, 214
abordagem reducionista, 12, 22, 35-36, 40, 53, 56, 60, 65-66, 116, 157, 162, 183, 222
acelga, 100
acidez, 91
ácido ascórbico (vitamina C), 17
ácidos graxos, 116-117, 148, 165, 204
acne, 155-156
açúcar invertido, 121, 130
açúcar, 15, 18, 22, 49-50, 55, 61, 65, 89, 93, 120, 130, 135-141, 156-159, 163, 184, 200, 204-207, 225
açúcares, 61, 65, 89, 99-100, 120-122, 130-140, 146-147, 153-154, 160, 162-163, 165, 167-168, 173, 200, 205-207
  ver também carboidratos; lactose
aditivos, 61, 99, 134, 141, 159

adoçantes, 18, 49-50, 99, 127, 132, 134-138, 141, 146, 155, 163, 200, 225
adolescência, 35, 56, 69-70, 105, 117, 155, 169, 171, 176, 212
agrotóxicos, 18
água, 11, 18, 40, 100, 123, 138-140, 142-144, 213, 216
água com limão, 195-196
alergias alimentares, 153, 201, 223
alimentação flexitariana, 174
alimentação herbívora, 82
alimentação infantil, 13, 15, 19, 33, 48, 57, 69, 73, 82, 99, 110-111, 123-124, 127, 134, 138-139, 161-162, 167, 171, 184-185
alimentação lactovegetariana, 170
alimentação onívora, 82, 222
alimentação ovolactovegetariana, 170
alimentação ovovegetariana, 170
alimentação pré-histórica, 113-114

alimentação semivegetariana, 174
alimentação ultraprocessada de pets, 74
alimentação vegana, 169-174, 207
alimentação vegetariana, 81-82, 169-170, 172-174
alimentos "certos", 55
alimentos "irresistíveis", 162
alimentos "proibidos", 73, 198
alimentos anti-inflamatórios, 164, 168
alimentos com "poder viciante", 15
alimentos fermentados, 100, 160
alimentos hiperpalatáveis, 162
alimentos industrializados, 18, 20, 61, 93, 116, 122, 132-134, 138, 140, 146, 156-163, 225
alimentos inflamatórios, 15, 54, 114-116, 118, 151, 163-169
alimentos integrais, 121-122, 126-128, 169, 173, 204, 206-207
alimentos *low fat*, 19
alimentos *no cholesterol*, 19
alimentos orgânicos, 55, 72
alimentos refinados, 126-128, 146, 165, 206, 217
alimentos reguladores, 87
alimentos suplementados, 17, 127-128, 145, 162
almôndegas, 19
"alto em açúcar adicionado", 163
Alzheimer, doença de, 136, 157, 165
amamentação, 33, 57, 99, 208, 222
amêndoas, 204
amido, 120-121, 162, 207

amido modificado, 159-160
aminoácidos, 61, 145, 149, 214
anfetamina, 188
anorexia, 38, 155-156, 169
ansiedade, 14, 35, 64, 91-93, 95-97, 101, 110, 112, 121, 142, 145, 152, 156, 178, 182, 227
antibióticos, 16, 98-99
anticorpos, 33, 145, 166
antioxidantes, 137, 139, 159, 173, 184, 195
apetite, 23, 56, 58, 69, 71, 97, 99, 119, 124, 135, 137, 176-177, 179-181, 192, 211-212, 222
aromatizantes, 159-160
arroz, 13, 110-112, 121, 124-127, 129, 153, 172-173, 205, 225
artérias, 113, 203
articulações, 142
artrite reumatoide, 164
aspartame, 136
ataques de pânico, 35, 95-96, 169, 201
autismo, 157
autoconhecimento, 44, 55, 106, 198, 224
autocuidado, 72
autoeficácia, 44, 198
autoestima, 41, 155, 175
autofagia, 191
autoimune, 151
autonomia, 21, 43-45, 54, 57, 63, 91, 171, 177, 198, 225
autorregulação, 57-58, 74, 83

AVC, 115, 148, 219
aveia, 127, 173
avelãs, 204
azeite de oliva, 129, 158
azia, 106, 211

B

bacon, 162
bactérias, 16, 98-102, 160, 164, 217
balança, 22, 29, 33, 67-69, 113, 199
   ver também índice de massa corporal
banana, 61, 127
banana bread, 185
banha de porco, 67, 113
barra de cereal, 61, 190
barra de proteína, 145, 147, 190
bases neuroquímicas, 97
batata, 59, 111-112, 121, 124-125, 129
batatas fritas e salgadinhos industrializados, 93
batimentos cardíacos, 62
bebidas alcoólicas, 34, 78, 182, 199, 208, 220
bebidas doces, 40, 133-134, 137-139, 207
   ver também refrigerantes
bebidas energéticas, 190
bem-estar, 15, 22, 32, 39, 43-44, 46, 48, 57, 63, 83, 85, 91, 96, 104, 106, 110, 112, 131, 173, 190, 197, 221, 224, 226
betacaroteno, 214-215
bexiga, 143

Bifidobacterium, 100
biscoitos, 73, 115, 134, 141, 145, 151-152, 159, 162
bisnaguinha, 179
bliss point (ponto do prazer), 93
body neutrality, 29
bolo, 70, 73, 115, 127, 132, 151, 159, 162, 185
bovinos, 82
brócolis, 19-20, 71, 92, 125, 184-185
bulimia nervosa, 154, 192
bulletproof coffee (café à prova de bala), 118-119

C

cacau, 156, 184
cachorro, 74, 82
café, 18, 64, 79, 112, 118-119, 127, 132, 155, 158, 194, 204, 225
cafés proteicos, 145
calorias, 12, 22-23, 39, 53-55, 60-65, 70, 72, 75, 80, 86, 90, 94, 100, 106, 113, 116, 129-130, 134-135, 140-142, 157-158, 162, 177, 180, 183, 188-189, 222
cana-de-açúcar, 132-133
câncer, 12, 14, 19-20, 44, 75, 79-80, 132, 157, 161, 170, 181, 205-208, 215, 219
cansaço, 91, 105, 178
carboidrato, 11-12, 18, 60-61, 63, 65-66, 73-74, 84, 87, 100, 102, 105, 114, 119-126, 128-129, 141, 145, 147, 152-153, 162, 165, 170, 172, 200, 205, 222

carboidratos refinados, 128, 165
carências nutricionais, 16, 172
carne processada, 193
carne vermelha, 13, 18, 129, 145, 158, 166, 169-174, 193, 201, 205-207
carnes salgadas e defumadas, 159
carnívoro, 82
caseína, 167
celulite, 20, 54
celulose, 120
cenoura, 15, 61, 71, 86, 92, 125, 129, 214
centeio, 151
centro do apetite no cérebro, 135
cereais açucarados, 159, 161-162
cereais integrais, 72, 126, 145, 151, 173-174, 193, 206
cérebro, 16, 58, 63, 66, 70-72, 90-99, 101, 114, 121, 123, 130, 135-137, 165, 167, 177, 182, 185-187, 199, 221
  ver também cognição
cetose, 123
cevada, 151, 162
chá, 40, 100, 158, 204-205
champanhe, 92
chocolate, 92-93, 95, 115, 134, 141, 155-156, 183-184
chucrute, 100
cirurgias bariátricas, 69, 74, 199, 209, 215
cognição, 43, 72, 91, 96-97, 99, 103, 121, 142, 213
cogumelo, 158, 205
colágeno, 61, 145, 213-214

colesterol, 12, 17, 64, 75, 78, 86, 99, 113-114, 116, 118, 147-148, 180, 198, 202-205
cólicas, 151
colostro, 33
comer emocional, 71, 73-74, 80, 92-94, 178, 180, 198, 209
"comer menos e mexer mais" (*mangez moins, bougez plus*), 183
comida fresca e caseira, 26, 71-72, 80-81, 89, 99, 122, 128, 132, 140, 142, 147, 163, 165, 186, 189, 210, 213, 217, 225
comida higienizada, 17, 161, 163
comidas que trazem conforto, 92
comportamentos e hábitos alimentares, 12-13, 41-42, 56, 58, 68, 71, 75, 79-80, 82-83, 85, 89, 92, 109, 111, 124-125, 127, 140, 148, 162, 168, 171, 177, 179, 181, 183-184, 192-193, 197-198, 200, 209, 211, 219-222, 224-225
compostos bioativos, 23, 61, 85, 138, 146, 217
compulsão, 123, 147, 176, 184, 188, 192, 194
consciência alimentar, 187, 198
conservantes, 159, 173
constipação, 12, 100, 142, 168
controle fisiológico do apetite, 97
coração, 17, 66, 84, 113, 118, 148, 173
corante, 146, 159-160, 170, 173
corpo, reconexão com o, 26, 55, 57-58, 64, 74, 84, 87, 91, 143, 176, 178-180, 187-188, 201, 209-210, 224-225

cortisol, 96, 104
cozinhar, hábito de, 36, 72, 186, 225
creatina, 213
crianças *ver* alimentação infantil
cromossomos, 87
cronobiologia, 104
crononutrição, 103-106
cronotipo, 103
culpa, 19, 24, 44, 55-57, 69, 75, 92, 105, 110-111, 123, 137, 171, 174-175, 181-182, 184-185, 189, 199, 211
cura, 35, 110, 164, 223
cúrcuma, 204
curvas de crescimento, 69, 212

D

deficiências nutricionais diagnosticadas, 215
déficit calórico, 63
demência, 165
dependência, sensação de, 43-44, 131
depressão, 14, 35, 91, 93, 95-96, 101, 121, 131, 161, 170
desidratação, 142-144
desnutrição, 114, 207
detox/desintoxicação, 196
dextrose, 121
diabetes, 14, 17, 22, 24, 42, 44, 48, 54, 66, 75, 80, 87, 89, 97, 105, 115, 118, 122, 131-132, 135-137, 139, 141, 147-149, 157, 161, 164, 170, 181, 186, 188, 191, 193, 199-200, 212, 219, 221

diarreia, 100-101, 151, 154, 168
diet, 17, 61, 137, 140-141, 183
dieta alcalina, 207
dieta Atkins, 74
dieta cetogênica, 73, 207
dieta Dukan, 73-74
dieta *low carb*, 13, 57, 74, 121-124, 207
dieta macrobiótica, 207
dieta mediterrânea, 170
dieta *paleo*, 121
dieta sem glúten, 73, 150-153, 185
Dietary Inflammatory Index (DII), 165
"dietas anticâncer", 207
dietas com função terapêutica, 72, 201
dietas hipocalóricas, 60
dietas malucas, 35
dietas restritivas, 12, 25, 39, 41-42, 59, 68-69, 72, 74, 87, 89, 91, 94-96, 101, 111, 123, 128, 175, 177-178, 181, 200-201, 211, 222, 225
digestão, 15, 61-62, 102, 142, 144, 153, 199, 214
disbiose, 99
distensão, 151, 168
distúrbios alimentares, 91
ditadura da magreza, 21
DNA, 85, 87-88, 103
doces, 64, 71, 101, 105, 123, 129, 131, 133-137, 147, 156, 161, 170, 178-179, 182, 184, 193
doença celíaca, 72-73, 151-153

doença pulmonar obstrutiva crônica, 219
doenças cardiovasculares, 14, 64, 67, 73, 105, 114-115, 132, 136, 147-149, 161, 164, 170, 182, 187, 201-203, 219
doenças crônicas, 14, 25, 34, 37, 39, 44, 55, 66, 74, 80, 85, 89-90, 148, 157, 161, 164, 177, 181, 197-198, 201, 219-221
doenças infecciosas, 16, 34, 219
doenças inflamatórias agressivas, 100
doenças neurodegenerativas, 161
doenças psiquiátricas, 14, 96, 216
ver também saúde mental
doenças renais, 73, 75, 147, 201
dores, 58, 68, 100-101, 106, 142, 151, 154, 168-169, 177, 211
"droga milagrosa", 220
ver também comportamentos e hábitos alimentares
drogas antiobesidade, 14, 21, 24, 42, 47-48, 58, 69, 74, 197-200, 221, 224-225
drogas injetáveis, 42, 51, 68, 97, 199

E

"educação alimentar", 66, 90
edulcorantes, 135
efeito coquetel, 214
efeito deletério, 65, 147
efeito Dunning-Kruger, 43
efeito placebo, 81
efeito rebote, 58, 71

efeito sanfona, 25, 42, 197
Efeito Sophie, 109
efeitos secundários, 14, 35, 68, 199
eixo intestino-cérebro, 98-102
embutidos, 159, 206
emoções, 45, 56, 58, 66, 70-71, 82-83, 87-88, 90-94, 96-97, 99, 110-111, 121, 156, 169, 178, 187, 192, 209, 212
ver também comer emocional
empatia, 36, 44, 198
empoderamento, 40-41, 44, 198, 225
energia, 62-63, 65, 71, 89, 91-92, 94, 99, 103, 105, 114, 117, 119-123, 125, 131, 150, 162, 173, 190, 210, 217
"enriquecidos em fibras, cálcio e vitaminas", produtos, 161-162
enzimas, 133, 145, 153
"epidemia de obesidade", 18, 74, 121, 197
epidemias, 14, 16, 55, 66, 74, 219
epidemiologia, 79-80, 86, 204
epigenética, 23, 85, 88-90, 106
epilepsia, 73
equilíbrio hormonal, 96
eritritol, 136
escorbuto, 16-17
escuta ativa, 29-30, 36, 192, 199, 224
esôfago, 195
espermatozoides, 90
espessante, 160
espinafre, 15
estabilizantes, 159

estéticos, procedimentos, 21, 41-42, 209
estévia, 136
estilo de vida, 25, 34, 37, 39-41, 45, 47, 53, 64, 69, 80-82, 85, 88-89, 96, 103, 106, 112, 115, 119, 149-150, 164, 167, 172, 181, 198, 201, 203, 219-220, 226
estímulos leves, 84
estômago, 100, 106, 129, 143-144, 190, 211
estresse, 33, 62, 84-85, 88, 90, 92-97, 99, 101, 105, 123, 164, 169, 174, 181, 199, 207, 210, 222
estrogênio, 96, 114, 202
"estudo da fome", 94
evacuar, 61, 64, 100, 102, 189
  ver também intestino
exames ambulatoriais, 43, 47-48, 50, 166-167, 169, 202
exercícios físicos, 25, 40-41, 46, 60, 63, 84, 88, 118, 121, 142-143, 146, 180, 199, 206, 210
experimentos com ratos ver testes clínicos
extrato de malte de cevada, 162

F

fadiga, 105, 142
farinhas, 15, 141, 162, 205
farinhas e farelos integrais, 127, 162
fast-food, 19, 93, 115, 186, 207
feijão, 13, 112, 126-127, 129, 153, 225
fenilcetonúria, 167, 201
fermentação, 100, 102, 158-159
fermento lácteo (lactobacilos), 100, 141, 155
ferro, 15
fibras, 61, 99-101, 120-121, 126-129, 132-133, 137-138, 153, 162, 170, 173, 195, 204
fígado, 86, 101, 121, 133, 138, 147, 150, 180, 196, 202-203, 212
"fit", 127, 183
fitonutrientes, 170
flexibilidade e permissão, 63, 71-72, 95, 126-127, 136-137, 179, 191-192, 198, 200, 224
flora intestinal ver microbiota
fobias alimentares, 112, 114, 152, 192
FODMAPS, 102
folato, 148
fome física/fisiológica (homeostática), 58, 91, 97, 178, 210
fome hedônica (psicológica), 92, 178, 210
fórmula infantil, 33
fórmulas manipuladas, 47, 214
fotossíntese, 120
frango, 59, 112, 158, 174, 216
frutas, 16, 72, 87, 101, 118, 120-122, 126-127, 132-134, 137-142, 158, 160, 165, 169, 173-174, 193, 195, 206-207, 215
frutas cristalizadas, 158
frutos do mar, 174, 202
frutose, 120-121, 130, 133-134, 137
fungos, 16, 23, 98

G

galactose, 121, 153
gases, 101, 106, 151, 154, 168, 171
gastrite, 195
geleias, 140-141, 159-160
gene da perilipina, 82
genes-relógio (*clock genes*), 103-104
genética, 23, 34, 62-63, 82-83, 85-86, 91, 96, 99, 103, 121, 156, 167, 220
  ver também epigenética
genômica, 85
glicemia, 121, 128-130, 180, 200
glicídios, 120
  ver também carboidrato
glicogênio, 121
glicose, 120-123, 130, 133, 153, 162
glicose no sangue, 91, 122, 128, 135
glucose, 130
glúten, 11, 13, 18, 55, 72-73, 147, 150-154, 167, 169, 185, 201
gordofobia, 29, 113
gordura, 11, 17-20, 35, 60-61, 63-67, 73-75, 84, 86-89, 93-94, 99, 105, 113-119, 121-122, 125, 129, 133-134, 140-141, 145, 147-149, 155-157, 159, 162-163, 170, 182-183, 201, 203, 205-207, 222
gordura corporal, 37, 60, 62, 66-67, 75, 88, 96-97, 103-104, 114, 118, 121, 123, 128, 165, 176, 196-197, 216
gordura no fígado, 133, 180, 212
gordura saturada, 113-115, 118, 165, 173

gordura trans (ou gordura hidrogenada), 115-116, 160, 165, 204
gordura vegetal hidrogenada, 160
gordura visceral, 96
gorduras de origem vegetal, 114, 116, 158
gorduras monoinsaturadas, 114
gorduras poli-insaturadas, 114
granola, 127, 155, 185
grãos integrais, 121-122, 169, 204, 207
gravidez, 70, 75, 89-90, 209-211
graviola, 205

H

hábitos alimentares *ver* comportamentos e hábitos alimentares
hambúrguer, 159
HDL (*high density lipoprotein*, ou lipoproteínas de alta densidade), 203
hidratação, 12, 40, 138-140, 142-144, 196
  ver também água
hidratos de carbono, 120
  ver também carboidrato
hidrogenação, 116
hidrogênio, 120
higiene, 156
hipertensão, 14, 17
hipotálamo, 91
homeostase, 24, 91, 177

hormese, 81, 86, 114

hormônio do crescimento (GH, de *growth hormone*), 104

hormônios, 33, 66, 90-91, 96-97, 103-105, 114, 145, 199, 202
ver também hormônios específicos

humor, 66, 94, 96-97, 99, 121
ver também emoções

I

idade, 62, 96, 121, 142

IMC *ver* índice de massa corporal

impressão digital, 99

imunidade, 33, 99, 195, 205

imunoglobulinas (anticorpos), 33, 145, 166

imunoterapia, 220

in natura ou minimamente processados, 133, 156, 158-160, 162-163, 174, 205, 207

inconsciente, 59, 93, 185-186

incontinência, 143

incretinas (hormônios do intestino), 97, 199

índice de massa corporal (IMC), 17-18, 67-68, 186, 196, 198

índice glicêmico (IG), 128-130, 162

índices de mortalidade, 16

infarto, 75, 79, 114, 148

infecções, 39, 164, 220

inflamação, 54, 118, 13-166, 197

informação nutricional, 19, 60, 129, 134

ingredientes artificiais, 135-136, 141, 160, 173

ingredientes culinários, 158, 160

insegurança alimentar, 14

insulina, 61, 96-97, 121-122, 128-129, 147, 180, 198-200

interesterificação, 116

interocepção, 91, 177, 181, 187, 198

intestino, 58, 61-63, 92, 97-102, 105, 126, 128, 130, 144, 150-151, 153, 168, 173, 189, 199, 206, 216-217

intolerâncias alimentares, 87, 153-155, 166-167, 201
ver também alergias alimentares

intoxicação, 17, 86,

iogurtes, 49-50, 100, 134, 137, 140-141, 145, 155, 159-160, 170, 185, 190

J

jejum intermitente, 11, 13, 187, 191-194, 207

jejum matinal, 119, 187, 195

jejum terapêutico, 191

junk food (besteiras), 112, 161

K

kefir, 100

kimchi, 100

kombucha, 100

L

lactase, 153-154

Lactobacillus bulgaricus, 100

lactose, 11, 13, 49, 55, 121, 150, 153-155, 167-169, 201

lanches e petiscos (*snacking*), 190

laranja, 17, 195

lasanha, 159

laticínios, 49, 145, 153-154, 168-169, 173-174

lazer, 25, 34, 69

LDL (*low density lipoprotein*, ou lipoproteínas de baixa densidade), 118, 203-204

legumes e leguminosas, 18, 61, 87, 101, 120-122, 126-127, 129, 145, 169, 173-174, 193, 201, 204, 206-207

leite animal, 12, 15, 18, 49, 100, 112, 113, 115-116, 127, 141, 146, 153-155, 158, 160, 166-169, 170, 174, 184, 202, 205, 225

leite materno, 33, 99, 222

leite vegetal, 173

lesões, 84, 164

leveduras, 98, 191
ver também fermentação

libido, 99

light, 17-18, 61, 65, 137, 140-141, 183

limão, 16-17, 195-196

lipólise, 82

líquidos durante a refeição, 11-12, 144

longevidade, 13, 47, 84, 104, 193, 213-214

luz artificial, 105

M

maçã, 138, 195

macarrão, 19, 121, 124, 126, 129, 145, 151, 153, 172

macarrão instantâneo, 115, 159

macronutrientes, 120, 124, 144-145, 222

magreza, 21, 25, 41

maltodextrinas, 121, 130, 146, 162

maltose, 162

mamão, 127

mandioca, 152

manga, 12

manteiga, 18-20, 67, 110, 115-118, 127, 129, 158, 202, 225

margarina, 18, 20, 113, 115-117

massa muscular, 17, 67, 145, 176, 189

mastigação, 92

matriz, 146, 158-160, 162-163

medicamentos *ver* drogas antiobesidade

medo de engordar, 70, 156, 209-210

mel, 141, 158, 170

melatonina, 104

membranas celulares, 66, 114

memória, 59, 70, 92-93, 97, 102, 142

memória gustativa, 82, 92

menopausa, 62, 96

mentalidade antigordura, 65

metabolismo, 13, 21, 25, 60, 62, 68, 75, 77, 89, 96, 103-105, 117, 119, 125, 128, 135, 177, 181, 188-189, 222

métodos de conservação, 158-159

micróbios, 98-99, 101

microbiota, 61-62, 73, 98-103, 106, 116, 120, 126, 128, 135, 154-155, 168, 216, 225

micronutrientes, 15-16, 132, 139, 170

minerais, 16, 72, 149, 162, 170

mitocôndrias, 122

modulação intestinal, 100-102, 216

molhos e temperos, 19, 134, 159

moqueca, 118

morte prematura, 161

moscas-das-frutas, 136-137

movimento *slow medicine*, 39-40

movimentos peristálticos, 100

muco, 106

multidisciplinaridade, 44-45, 201

multivitamínicos, 213

músculos, 67, 84, 97, 121, 123, 145-146, 149, 213, 216

N

nervo vago, 97

neurociência do comportamento alimentar, 83, 90-91, 109, 162, 179

neurônios, 97, 99

neuroquímicos, 58, 97

neurotransmissor, 99

no carb, 74

nozes e castanhas, 78, 158, 166, 169, 173, 185, 204

nutricionismo, 12, 14-15, 59-60, 134

nutrientes, 12, 16, 20, 22-23, 33, 47, 61-62, 72, 85-86, 91, 99, 104, 106, 112, 114, 116, 118, 125-126, 129, 138, 142, 148-151, 153-154, 163, 165-166, 168, 210, 213, 215, 217, 222

nutrigenômica, 85-86

O

obesidade, 13-14, 17-18, 24, 30, 34, 36-37, 42, 48, 58, 67, 70, 74-75, 79-80, 82, 87-89, 91, 105, 119, 121, 124, 132, 143, 157-158, 161, 165, 177, 181-183, 186-187, 196-200, 208, 221

obesidade como questão de saúde pública, 13-14

obesidade infantil, 13, 50, 69, 82, 138-139, 211-212

óleo de coco, 117-119

óleo MCT (triglicerídeo de cadeia média), 119

óleos, 65, 159, 169

óleos e gorduras parcialmente hidrogenados (trans), 115-116, 160, 165, 204

óleos interesterificados, 160

óleos vegetais, 116-119, 158

ômega-3, 20, 148, 213

orgânicos, 55, 72

ossos, 84, 145

osteoporose, 168

ovos, 124, 129, 145, 148-150, 158, 166, 170, 173-174, 183, 193, 205, 216 óvulo, 90

oxigênio, 120, 142

P

padrão alimentar, 56, 65, 86, 99, 169, 189, 201, 224

pães/panificação, 115, 159, 162, 185

pâncreas, 97, 121-122, 199

papilas gustativas, 92

páprica, 17

paradoxo francês, 182

parto, 99

pasteurização, 158, 160

patógenos, 98

pectina, 195

peixes e frutos do mar, 129, 170, 174, 202

pele, 15, 61, 66, 98, 142, 145, 155-156, 213-214

pepino, 61, 129

perda de memória, 97, 102, 142

perfil glicêmico, 61

performance mental, 119

permissão, 63, 71-72, 95, 126-127, 136-137, 179, 191-192, 198, 200, 224

pets, obesidade em, 74

pimentão, 214

pipoca de micro-ondas, 115

pirâmide alimentar, 65-66, 121, 222

pizza, 73, 124, 151-153, 162

plantas, 23, 120

plant-based (alimentação à base de plantas), 169, 171, 173-174

polifenóis antioxidantes, 139

políticas públicas, 37, 62, 79

poluição, 88, 146

porcos, 158

prazer e satisfação de comer, 19-21, 29, 35, 56, 63, 67, 72, 74, 82, 92-94, 126-127, 167, 182-186, 199, 201-202

prazo de validade, 158, 160

prebióticos, 100, 215

pré-diabetes, 139

prescrições, 34, 39-40, 46-48, 54, 60, 68-69, 87, 101-102, 123, 213, 217, 219-221

pressão arterial, 17, 103, 198

prevenção, 34, 36, 69, 85, 206, 208, 215, 219

primeira lei da termodinâmica, 60, 77

Primum non nocere ("Em primeiro lugar, não prejudicar"), 31

prisão de ventre *ver* constipação

probióticos, 100-102, 213, 215-217

processados e ultraprocessados, produtos, 79-81, 89, 93, 99, 115, 122, 126, 133, 141-142, 153, 156-163, 165, 173-174, 178, 201, 206-207, 225

processo digestivo, 106

processo inflamatório, 164-165

produtos proteicos, 145-147, 190, 213

progesterona, 96, 114, 202

proteínas, 12, 50, 60-61, 65-66, 72-73, 82-83, 87, 122, 129, 144-147, 149-151, 153, 159, 167, 170, 172-173, 190, 201, 204-205, 214, 216

protocolos, 37, 68, 102, 192-193, 216

protozoários, 98

pró-vitamina A, 15

psicológico, aspecto, 14, 35, 45, 53, 59, 81, 92, 96-97, 178, 186, 188, 210, 223

puberdade, 176

Q

qualidade nutricional, 61-62, 106

queijos, 67, 129, 145-146, 153, 159, 168, 170, 173, 202, 205

quimioterapia, 205

R

raízes, 114, 120, 122

reação de luta ou fuga, 96

reação imunológica, 72

realçadores de sabor, 159-160

receptores, 130

recompensa, mecanismo de, 63, 71-72, 92-94, 130

refluxo gastroesofágico, 106

refrigerantes, 40, 50, 61, 92, 134, 137-140, 143, 159, 163

regime de Gerson ou Budwig, 207

regra dos 80-20, 189

regras de nutrição, 11

relógio biológico *ver* ritmo (ou ciclo) circadiano

remédios *ver* drogas antiobesidade

repolho, 100

reservas energéticas, 60, 114, 123

resistência à insulina, 62, 96, 122, 147

respiração, 55, 62

restrições alimentares *ver* dietas restritivas

rins, 146-147, 201
ver também doenças renais

ritmo (ou ciclo) circadiano, 103-106

rotina, 25, 35, 62, 69, 72, 74, 83, 88, 90, 103-106, 119, 138, 146, 165, 187-193, 210, 212-213, 220

rótulos dos alimentos, 60, 78, 115, 134, 140, 153, 160

S

sacarina, 135-136

sacarose, 120, 133

saciedade, 50, 56, 66, 70, 72, 84, 90-93, 95-97, 101, 103, 105, 114, 119, 125-126, 131, 138, 143, 145-146, 162, 165, 177, 187-188, 190, 195-196, 199

sal, 15, 35, 93, 158, 162-163, 201

salada de frutas, 118

salmoura, 159

salsicha, 111, 159, 162

sanduíche, 127

sangue, 17, 47, 91, 114, 120-122, 128, 133, 135, 148, 166-167, 198, 202-205 saúde física, 13, 21, 35, 41-42, 67-68, 98, 112, 124, 154, 178, 183, 198

saúde mental, 13, 21, 35, 41-42, 67-68, 98, 112, 124, 154, 178, 183, 198, 212

saúde pública, 13-14, 22, 25, 65, 89

sede, 91, 143
    ver também água; hidratação

sedentarismo, 34, 41, 105, 164, 219

"sem glúten", produtos, 73, 150, 153, 185

"sem lactose", produtos, 154-155

sementes, 121, 127, 169

sementes de linhaça, 204

sensibilidade não celíaca, 152
    ver também doença celíaca

sentimentos *ver* emoções

serotonina, 99

sexo, 62, 121, 142

shakes de proteína, 145-146, 190, 213

simbiose, 99

síndrome do intestino irritável (SII), 101-102

síndrome do pânico, 95
    ver também ataque de pânico

síndrome metabólica, 170, 219

sobremesa, 64, 129, 132, 225

sobrepeso, 13, 18, 30, 67-68, 105, 183, 196, 208
    ver também obesidade

sódio, 135, 162

soja, 158, 204

sono, 25, 34, 41, 46-47, 68-69, 88, 99, 103-106, 125, 192, 199, 216

sopas prontas, 134

sorvete, 70, 115, 134, 159, 162

Streptococcus thermophilus, 100

suco, 16, 112, 133, 137-140, 159, 195-196

sucos digestivos, 144

sucralose, 136

suplementos, 13-14, 21, 24, 42, 46-48, 60, 72, 100-103, 110, 119, 145-147, 154, 208, 213-217

T

tabagismo, 34, 79, 88, 164, 206, 219-220

tapioca, 152-153

taquicardia, 70

tecido adiposo, 96, 165, 197

tecnologia neural, 220

temperatura corporal, 91, 142

temperos, 158-159

terapia genética, 220

terapia nutricional, 72, 102, 179, 200-201, 225

terminações nervosas, 92

terrorismo nutricional, 11-12, 17-20, 66-67, 90, 109-110, 112, 116, 127, 131, 133, 151, 157, 183, 192

testes clínicos, 82, 93-94, 136-137, 165, 191

testes genéticos, 50, 87, 167, 201

testosterona, 114, 202

"*time-restricted eating*" (comer com horários restritos), 192

tomate, 19, 61, 129, 134, 159, 204

torrada, 18

transtorno de compulsão alimentar, 123, 192
transtornos alimentares, 12, 14, 16, 38, 42, 69, 95-96, 123-124, 174, 182, 187-188, 192, 197, 209, 216
ver também transtornos específicos
trauma, 41, 70, 94, 110, 169, 187, 209
triglicerídeos, 119, 203
trigo, 72, 151, 153, 161, 205
tuberculose, 16
tumor, 205

U
uva fresca, 134, 195
uva-passa, 133-134

V
vacinas, 16, 32, 34, 219
varíola, 16
veganismo, 171-173
vegetais em conserva, 158
vegetarianismo, 170-174
vegetarianos estritos ou veganos, 169-174, 207
verduras, 18, 61, 101, 173, 193, 206
vinagre, 129
vinho tinto, 78
vírus, 16, 23, 98, 219
visão holística, 44-45, 116, 201
vitamina, 15-17, 66, 149, 170, 173, 195, 202, 213-214
vitaminas, suplementação de, 20, 72, 162, 213, 215

W
whey protein, 146, 213

X
xarope de glicose, 121, 130, 162
xaropes, 81, 121, 138, 141, 146, 160
xilitol, 136

CONHEÇA OS LIVROS DE SOPHIE DERAM

O peso das dietas

Os 7 pilares da saúde alimentar

Pare de engolir mitos

Para saber mais sobre os títulos e autores da Editora Sextante,
visite o nosso site e siga as nossas redes sociais.
Além de informações sobre os próximos lançamentos,
você terá acesso a conteúdos exclusivos
e poderá participar de promoções e sorteios.

sextante.com.br